人工呼吸療法における30の謎

MECHANICAL VENTILATION

編集

Kazumasa Yasumoto

Toru Kotani

克誠堂出版

執筆者一覧

【編　集】

安本　和正 ■ 昭和大学医学部麻酔科学教室

小谷　　透 ■ 東京女子医科大学麻酔科学教室

【執筆者】

（執筆順）

志馬　伸朗 ■ 京都府立医科大学集中治療部

橋本　　悟 ■ 京都府立医科大学集中治療部

盛　　直久 ■ 岩手県立大船渡病院救命救急センター

今中　秀光 ■ 徳島大学医学部病態情報医学講座救急集中治療医学

小谷　　透 ■ 東京女子医科大学麻酔科学教室

時岡　宏明 ■ 岡山赤十字病院麻酔科

岡元　和文 ■ 信州大学医学部救急集中治療医学講座

望月　勝徳 ■ 信州大学医学部救急集中治療医学講座

中沢　弘一 ■ 東京医科歯科大学医学部医歯学総合研究科
心肺統御麻酔学分野

田邉　仁志 ■ 東京女子医科大学麻酔科学教室

瀬尾龍太郎 ■ 神戸市立医療センター中央市民病院呼吸器内科

中根　正樹 ■ 福島県立医科大学医学部麻酔科学講座

佐藤　庸子 ■ 昭和大学横浜市北部病院呼吸器センター

藤野　裕士 ■ 大阪大学医学部附属病院集中治療部

小竹　良文 ■ 東邦大学医学部麻酔科学第一講座

星　　邦彦 ■ 東北大学病院重症病棟部

宮尾　秀樹 ■ 埼玉医科大学総合医療センター麻酔科

山本　信章 ■ 順天堂大学医学部附属浦安病院臨床工学室

相馬　一亥 ■ 北里大学医学部救命救急医学

小林　敦子 ■ 大阪府済生会吹田病院集中治療部

千住　秀明■長崎大学大学院医歯薬学総合研究科
保健学科専攻理学・作業療法学講座
朝井　政治■聖隷三方原病院
俵　　祐一■聖隷三方原病院
妙中　信之■宝塚市立病院集中治療救急室
赤田　信二■日本医科大学麻酔科集中治療室
竹田　晋浩■日本医科大学麻酔科集中治療室
永野　達也■山形大学医学部救急医学講座
川前　金幸■山形大学医学部救急医学講座
井上　善文■医療法人川崎病院外科
三川　勝也■神戸大学大学院医学系研究科麻酔科学
仁科かほる■神戸大学大学院医学系研究科麻酔科学
安藤　俊弘■神戸大学大学院医学系研究科麻酔科学
田坂　定智■慶應義塾大学医学部呼吸器内科
一和多俊男■獨協医科大学越谷病院呼吸器内科
菊地　　忠■信州大学医学部救急集中治療医学講座
石原　英樹■大阪府立呼吸器・アレルギー医療センター
呼吸器内科・集中治療科

序　文

2000年にNew England J. Medicine誌において、ARDS networkより発表された低1回換気量のARDSに対する効果は極めて衝撃的で、それ以降重症呼吸不全症例に対する人工呼吸療法は大きく変わった。

この成果は、1970年代に高頻度換気法（HFO）が導入された時よりも遙かにセンセーショナルであった。HFOは、死腔量以下の1回換気量では換気回数を増やしても肺胞には新鮮ガスは流入しないためガス交換は維持されない、という呼吸生理学の常識を逸脱するものであり、ガス交換の機序を再考するきっかけになった。しかし、HFOを施行する機器の開発が追従出来なかったためか、臨床での応用は専ら新生児領域に限られ、成人例での実施はつい最近まで難しかった。

従来、人工呼吸施行時にはPa_{CO_2}が40mmHgになるように換気量は規定するという概念が金科玉条のように信じられてきた。この古い管理法がARDS患者の予後を悪化させ、低1回換気量による呼吸療法によって生存率を約20％も改善した事実が明らかにされたが、これは864例と多くのARDS患者を対象にしたRCTによるものである。

私が呼吸管理に手を染め始めた30余年前は、人工呼吸における明確な指針もなく、いわゆる暗中模索で、拙い知識と乏しい設備の中、十分あったのは唯熱意だけであった。その後、本領域におけるハードとソフトの進歩は目を見張るものがあり、多彩な研究により多くの成果が発表された。しかし、現在の医療はevidence based medicineであり、ある療法を行った後に例え酸素化能が改善しても、最終的なoutcome、即ち生存率の向上が得られないならば、その療法の効果はないとされる。このように成果が検証された管理の実施が要求されている。時代の求めに従って、各療法の根拠を得るにはRCTの実施が不可欠であり、多大な努力を必要とする。

日頃、臨床の場において疑問に思う事の根拠を、臨床に忙殺されている合間のわずかな時間に、当該する文献を捜して把握する事は容易い事ではなく、煩雑である。従って、これらについての明確な解説書があれば私個人にとっても大歓迎であるし、呼吸管理に携わっておられる医師、看護師、さらに理学療法士の諸氏にとっても有益と考えた。そのため呼吸管理に没頭されている小谷先生と二人で本書を企画し、編集した。このような経過で本書は誕生したため、編集作業に着手してテーマと担当者を決定した直後より、早く原稿をいただけないものかと思い、再々にわたって入手状況を出版社に尋ねるほどであった。そのためか、ゲラ刷りは本当に興味深く拝読した。ただ、全体のバランスへの配慮から、貴重な原稿の一部を割愛せざるを得ない章もあり、大変申し訳なくまた極めて残念に思っている。

編集者として、今まで疑問に思っていた事をEBMに添って明快に解説して頂いたため、本書を紐解いた方には必ずや満足して頂けるものと、内心期待している。また患者管理に役立つ事を確信している。

最後に、難しい要求に十分応えて頂いた執筆者の諸兄姉、さらに編集と発刊にご助力を頂いた栖原さんをはじめとする克誠堂の皆様に心より謝意を表すものである。

2008年5月黄金週間 拙宅にて

安本和正

人工呼吸療法における30の謎

MECHANICAL VENTILATION

目次

1　1回換気量制限換気法は有効か？

1　はじめに

2000年、米国の急性呼吸窮迫症候群（acute respiratory distress syndrome：ARDS）に対する臨床研究グループ（ARDS network）は、New England Journal of Medicine誌に少ない1回換気量による人工呼吸療法を評価した大規模多施設臨床試験の結果を報告した（Assessment of Respiratory Management in ALI and ARDS：ARMAトライアル）[(1)]。この研究はARDS患者の陽圧人工呼吸に際して、肺を保護する目的で従来より少ない1回換気量（6ml/kg理想体重：以下省略）を用いた従量式換気での管理（低容量換気群）を、それまでの伝統的な換気量である12ml/kgの従量式換気での管理（伝統的容量換気群）と比較したものである。その結果は、高容量換気群で40％であった退院時死亡率は、低容量換気群では31％へと有意に低下し、人工呼吸器日数も約2日短縮できたというものであった。この研究はARDSという病態に対して初めて死亡率を最終評価項目としてこれを改善することを示した初めての大規模多施設検討であった。

この報告は全世界の集中治療・人工呼吸管理の現場に衝撃的なインパクトを与えた。つまり従来の人工呼吸の目的というものは、呼吸不全に陥った患者に対して肺のガス交換を補助するものであり、その目標はつまりは動脈血のガス分圧を正常化させるという、いわば短期予後に主眼をおいたものであった。しかし、この報告は侵襲的な陽圧人工呼吸がこれに起因する（関連した）肺損傷［ventilator-induced（associated）lung injury：VILI（VALI）］を来たし呼吸不全患者に対し悪影響を及ぼす可能性があること、逆に侵襲的な因子を可及的に除外・軽減することが肺損傷の発生を回避し、長期予後を改善する可能性を見いだした。

しかしながら、この少ない1回換気量を用いた人工換気法に関しても、ARMAで示された6ml/kgという換気量設定が実際に必要であるのか、1回換気量と気道内圧のどちらがより重要であるか、自発呼吸（自発補助呼吸）における設定は如何にすべきか、などの種々の臨床的疑問を残したまま果てしなく議論が続いている。本項では、これらの問題に関して文献的考察と臨床現場での現状を踏まえて考察する。

2 ARDSと肺保護換気

まず、1回換気量制限療法の用語について整理しておきたい。ARMA studyでの記述はventilation with lower tidal volume（より少ない1回換気量での人工換気）である。これ以外に、small volume ventilation, reduced tidal volume ventilationなる表記もある。また、1回換気量制限を含む肺に対して保護的な換気方法を包括してlung protective ventilation（肺保護換気）とも表記される。いずれの名称を用いるのが最も適切かのコンセンサスはないように思われる。

次に、肺への侵襲とは具体的にどのようにして生じるのか？という点についても整理しておく[(2)]。ARDSに代表される“傷んだ肺”においては、肺胞の障害は決して均一でなく、含気がなく換気に関与しない部分、正常の部分、過膨張の部分の3通りに分けられ、全体としての肺コンプライアンスが低下している。このような肺胞に、高い気道内圧や大きい容量での換気を加えると、正常および過膨張部分の過伸展を来すと共に（volutrauma）、無気肺部分では虚脱と開放を繰り返すことになる（atelectrauma）。これらの刺激により、機械的な肺胞損傷（barotrauma）を来すのみならず、局所あるいは全身に炎症反応が引き起こされ（biotrauma）、結果として肺損傷の悪化につながると考えられる（**図1**–a）。

換言すれば過膨張を防ぐこと（気道内圧や換気量を減じること）と、虚脱と再開放を防ぐこと（十分なPEEPをかけること）が、肺保護的な換気方法であるといえる（**図1**–b）。

3 1回換気量は6ml/kgに制限すべきか？

ARMAトライアル[(1)]で検討されたのは、1回換気量を6ml/kgに初期設定し、気道プラトー圧を30cmH$_2$O以下に保つよう4〜8ml/kgの範囲で調節した低容量換気と、同様に12ml/kgに初期設定し、気道プラトー圧を50cmH$_2$O以下に保つよう4〜12ml/kgの範囲で1回の換気量を調節した伝統的容量換気の比較である。この結果からは6ml/kgへの換気量制限の有用性が示されているように見える。

2002年Eichackerは低容量換気の臨床試験に関するメタアナリシスを行い、ARMAトライアルを含め有効性を示した2つのトライアルと、ARMAトライアル以前に行われ有効性を示せなかった3つのトライアルとを比較する包括的レビューを行った[(3)]。その結果、低容量換気の有効性を示したARMAを含む2つのトライアル[(1, 4)]ではコントロール群（伝統的容量換気群）で適用された気道プラトー圧（34〜37cmH$_2$O）がランダム化前の値（平均29.5および30.3cmH$_2$O）に比べて明らかに高くなっており、逆に有効性を示

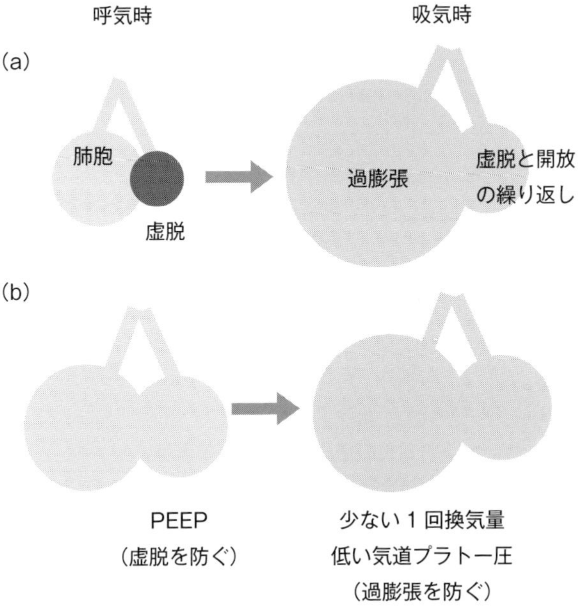

図１　人工呼吸による肺損傷と、肺保護戦略のイメージ

（a）ARDS 患者に対する陽圧人工呼吸による肺損傷メカニズム
コンプライアンスの低下した肺胞は、呼気時に虚脱し、吸気時に開放することで、虚脱と肺胞の繰り返しによるストレスを受ける。一方、換気の多くがコンプライアンスの高い肺胞に供給されることで、肺胞の過膨張を来す。この２つのメカニズムにより肺損傷が生じると考えられる。
（b）肺保護換気のイメージ
適切な PEEP の付加は、呼気時の肺胞虚脱を防ぐ。より少ない１回換気量あるいはより低い気道プラトー圧は、肺胞の過膨張を抑制する。

さなかった３つのトライアル[5~7]では気道プラトー圧は 28～30cmH_2O に抑えられていることを報告した（**表 1**）。つまり、大きな（12ml/kg）１回換気量を用いて、過剰に気道内圧を過度に上昇させたことが、高容量換気群での不良な予後に繋がっている可能性があり、低容量換気が患者予後を改善させたのではないと指摘した。さらに有効性を示さなかった３つのトライアルでは、低容量換気によりむしろ死亡率が上昇する危険性も示唆されており、6ml/kg という低容量換気に固執することは決して重要でないとのべた。ARMA で用いられた 12ml/kg という換気量設定はあくまで“伝統的な”もので、当時の人工呼吸管理の主流は 9～10ml/kg という換気量設定が主流であり[8]、コントロール群として 12ml/kg を設定したことが誤りであった可能性がある。さらに 2005 年 Deans らはエディトリアルの中で、ARMA トライアルのデータを再解析し、何らかの理由により最終的にこのトライアルより除外された患者群 2587 名の死亡率は、低容量換気群のそれ（31%）とほぼ同様の 31.7%であったことを示し、低容量換気が悪いのではなく、大きな１回換気量の伝統的換気が悪い可能性を指摘している[9]。

一方、2006 年 Kallet らは、ARMA トライアルの結果を受けて 6ml/kg の低容量換気を臨床現場に普及させる事を試み、その結果 ARDS の在院死亡率を歴史的コントロール群

表 1　ARDS に対する 1 回換気量制限療法の臨床検討のまとめ

著者名（発表年）	n	1回換気量		気道プラトー圧		PEEP		$PaCO_2$		死亡率	
		1回換気量制限群	コントロール群	1回換気量制限群	コントロール群	1回換気量制限群	コントロール群	1回換気量制限群	コントロール群	1回換気量制限群	コントロール群
Stewart (1998)	120	7.2±0.8	10.8±1.0	22.2±3.9	28.5±7.2	8.6±3.0	7.2±3.3	54.4±18.8*	45.7±9.8	50	47
Brochard (1998)	116	7.1±1.3	10.3±1.7	25.7±5.0	31.7±6.6	10.7±2.9	10.7±2.3	59.5±15.0	41.3±7.6	47	38
Brower (1999)	52	7.3±0.1	10.2±0.1	24.9±0.8	30.6±0.8	9.9¶	8.8	50.3±3.5†	40.1±1.6	50	46
Amato (1998)	53	6.1±0.2	11.9±0.5	30.1±0.7	36.8±0.9	16.3±0.7	6.9±0.8	55.0±1.2	33.2±0.6	38	71
ARDS network (2000) (ARMA)	792	6.3±0.1	11.7±0.1	25±7	33±9	9.4±3.6	8.6±3.6	40±10	35±8	31	40
Kallet (2005)	92	6.2±1.1	9.8±1.5	27.5±6.4	33.8±8.9	10.0±3.1	7.4±3.3	40.7±7.5	39.5±11.5	32	51
Viller (2006)	103	7.3±0.9	10.2±1.2	30.6±6.0	32.6±6.2	14.1±2.8	9.0±2.7	42.7±9.6	46.0±11.1	34	56
		低PEEP	高PEEP	低PEEP	高PEEP	低PEEP	高PEEP	低PEEP	高PEEP	低PEEP	高PEEP
ARDS network (2004) (ALVEORI)	549	6.1±0.8	6.0±0.9	24±7	27±6	8.9±3.5	14.9±3.6	41±11	41±11	28	25

注釈がなければランダム介入後1日目の値。平均値±標準偏差。

*、試験中の最大値；†、試験中の全経過を通じた最大値；¶、グラフより読み取った（平均値のみ表示）

の 51%から、32%へと低下することができたと報告した[10]。これは、ARMA トライアルよりも重症度の高い ARDS 患者群を対象として、6ml/kg の低容量換気を行うことがやはり有用であることを主張した重要な報告であった。2006 年 Viller らは、5〜8ml/kg（平均 7.3ml/kg）の低容量換気法と高い PEEP（開始時の平均で 14cmH_2O）を組み合わせることで、24 時間以上持続する“真の”ARDS 患者の在院死亡率を 55%から 34%へと低下せしめたと報告した[11]。この報告は、低容量換気により肺胞の過膨張を回避し、高い PEEP により肺胞の虚脱と再開通を防ぐという 2 方面からの肺保護戦略の有用性をまさに検討したものであった。

以上の知見をまとめると、6ml/kg という 1 回換気量のみに固執することは決して絶対的に必要な方策ではなく、換気量の設定はそれ単独でなく気道内圧との関連性で評価されるべきとも考えられる。これまでに低容量換気による死亡率改善を示した 4 つのトライアルでは[1, 4, 10, 11]、コントロール群の気道プラトー圧平均値がすべて 32cmH_2O 以上にあることがわかる（**表 1**）。つまり、気道プラトー圧を上げすぎないことが重要であり、このための方策として低容量換気を用いる価値があるが、その設定値は 6〜8ml/kg の範囲内で検討されればよいと考えられる。

4　プラトー圧 30cmH_2O 以下の場合、1 回換気量は 10ml/kg 以上でも安全か？

次に、気道内圧が低い場合には、1 回換気量の制限を行う必要性はないのであろうか？これに関して 2005 年 Hager らは、前述の ARMA トライアルのデータを再解析し、患者群を 4 つの異なる気道内圧（＝肺コンプライアンス）をもつサブグループに分類し、それぞれのサブグループでの 1 回換気量の影響を検討した[12]（**図 2**）。この結果、気道内圧が

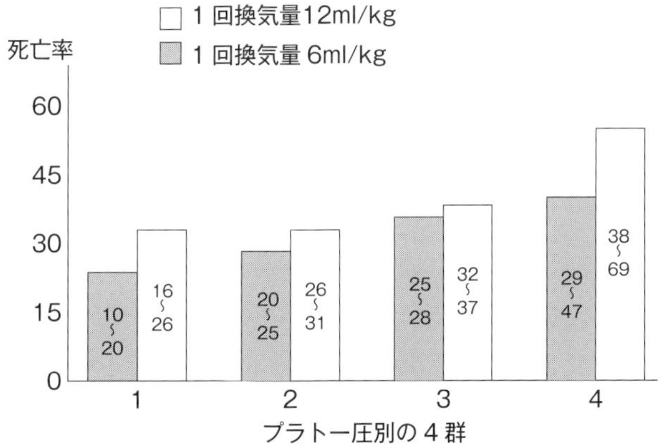

図 2　ARMA トライアル対象患者の気道プラトー圧毎の死亡率比較（Hager らによる）

ARMA トライアル（文献 1）に参加した患者群を気道プラトー圧（＝肺コンプライアンス）毎に患者群を 4 つの群に分類し、死亡率を比較した。いずれの気道内圧群においても、6ml/kg の低容量換気群において死亡率が低いことがわかる。バー内の数値はプラトー圧の範囲。（文献 12 を参考に、一部改変し日本語訳）

30cmH$_2$O 以下のサブグループを含めたいずれのサブグループにおいても、低容量換気群の死亡率は伝統的換気群に比べて一貫して低かった。このことは、たとえ気道内圧が過剰に高くなくとも、1 回換気量を制限しより低い気道内圧を維持することが重要であることを示唆する。

2004 年 Gajic らは、48 時間を超えて人工呼吸を受けた全ての患者群を対象として、低容量換気の適用効果を検討した。この結果、人工換気開始当初 ARDS/ALI の診断基準に合致しない患者群でもその 25% は後に ARDS/ALI を発症し、この危険性は 1 回換気量が高ければ高いほど大きくなることを示した。ALI/ARDS 予備群に対する換気量設定が 1ml/kg 増える毎に ARDS/ALI リスクは 1.29 倍づつ増加した[13]。つまり ARDS/ALI 以外の患者群、あるいは肺コンプライアンスの低くない患者群においても 1 回換気量を制限することが重要であると示唆される。なお、12ml/kg 以上の 1 回換気量を適用されたグループでの気道プラトー圧は平均 32cmH$_2$O であった。つまり気道内圧が高くなくとも多すぎる 1 回換気量の適用は危険な場合があるといえる。

5　肺過伸展を引き起こす「危険域」はあるか？

これまで見てきた通り、様々な報告において気道プラトー圧が平均 32cmH$_2$O の患者群において死亡率が上昇している事実から、これを超える気道内圧は肺胞の過伸展から volutrauma を引き起こしている危険性がある。ARMA トライアルの知見からは[1]、

30cmH_2Oを上限設定として目標として管理するのがよく、50cmH_2Oの上限域設定は危険であるとも考えられる。

しかし、前述の通り、肺損傷は肺胞の過伸展と虚脱開放の繰り返しの複合的要因により引き起こされる。Dreyfussらの動物実験報告からは、45cmH_2Oまでの高い気道内圧による換気を行っていても、10cmH_2O程度の適切なPEEPを適用すれば（つまり虚脱と再開放を回避できれば）、肺損傷の程度は悪化しない可能性も示唆される[14]。2004年ARDS networkが報告した、低容量換気のもとで高いPEEPと低い吸入気酸素濃度を組み合わせる場合と、低いPEEPと高い吸入気酸素濃度と組み合わせる場合との効果を比較した大規模臨床試験（Assessment of Low Tidal Volume & Elevated End-expiratory Volume to Oviate Lung Injury : ALVEOLI）では高い、PEEP群で平均14.7cmH_2OのPEEPが付加され、その結果気道プラトー圧は平均27cmH_2Oまで上昇したが、これによる死亡率増加は認めなかった[15]。また、2007年の米国胸部疾患学会で口頭報告された、高いPEEP付加の重要性を検討したいくつかの臨床検討（カナダのLOVSやフランスのEXPRESS）においても、高PEEPに連動した気道プラトー圧の上昇（27〜30cmH_2O）にもかかわらず、死亡率は増加していないという[16]。これらの事実は、気道プラトー圧単独での危険上限を決定することの困難性を示している。よって現時点では、肺胞損傷を来す気道内圧上限を単独で決定することは困難と思われる。

6　Permissive hypercapnia（高CO_2許容換気）は積極的に行うべきか？

ARMAトライアルと、これに引き続く一連の議論からわれわれが得た知見の一つが、permissive hypercapnia（高二酸化炭素許容換気）である。通常、1回換気量の制限は二酸化炭素排泄を制限し、高二酸化炭素をもたらす。古典的な人工呼吸の考えからいえば、このようなガス交換異常は補正されるべきものであり、悪であった。しかしながらこの高二酸化炭素あるいはこれによるアシドーシス（呼吸性アシドーシス）が真に肺、あるいは多臓器に悪影響を及ぼすか否かについては明らかでない。動物実験による知見は、特に損傷肺において二酸化炭素を高く保つことは肺損傷の悪化を防止する可能性を示す[17]。さらにARMAトライアルのデータ解析による検討から、12ml/kgの伝統的容量換気群において、$Pa_{CO_2}>45$mmHg（pH＜7.35）であった場合、死亡率は有意に低下している（オッズ比0.14［0.03〜0.70］）ことが多変量解析により証明された[18]。これは侵襲的換気に際して高二酸化炭素許容が肺保護的に作用している可能性を示唆する。

しかし、高二酸化炭素血症は、それ自体が末梢血管拡張を来たすとともに交感神経系の賦活を介して心拍出量を増加させ、血圧・脳圧を亢進させるという副反応を有する。ARDS患者の予後規定因子は低酸素血症ではなく多臓器不全症の合併であることを考慮すると[19]、これら多臓器における有害作用は考慮に値する。

残念ながら高二酸化炭素許容戦略そのものを直接的な介入指標としてARDS患者の予後を検討したRCTは存在しない。また、これまでのRCTの結果からも、高二酸化炭素により死亡率が改善している傾向はない。Amato報告を除いた全ての報告で、死亡率の低い群でのPa_{CO_2}レベルは40～45mmHgの範囲内にあることは興味深い（**表1**）。よって現時点では積極的に高二酸化炭素レベルを達成することを目標にするというよりは、肺保護戦略を適用する過程においてこれを達成するために他の臓器障害に対する配慮を行いながら許容してよいものと考えるべきであろう。

7 まとめ

以上、ALI/ARDSに対する1回換気量制限換気を含めた肺保護換気の予後に及ぼす影響について、過去数年間に報告された主要なRCTやメタアナリシスを中心に検討した。現時点では、1回換気量は6～8ml/kgを目安に、気道プラトー圧が30cmH_2O以下を維持できるように換気量を制限し、比較的高いPEEP（10～15cmH_2O）を初期より適用することが重要と考えられるが、決定的といえる推奨換気設定が確立されるためには、今後も引き続き数多くの臨床知見の積み重ねと議論の成熟が必要であろう。

最後に、わが国の臨床現場での取り組みについて言及しておきたい。前述のごとく過去10年の様々な知見を通じて、ALI/ARDSをはじめとする急性期患者の人工呼吸管理に際してパラダイムシフトが起こったことは明らかである。つまり、肺のガス交換を正常化させることそれ自体は患者予後の改善には繋がらず、人工呼吸管理の目標ではない。高二酸化炭素の許容は肺損傷の悪化“防止”に寄与している可能性がある。ARMAトライアルでの低容量換気群では、肺の酸素化能は一時的に悪化しているにもかかわらず、生存率は上昇している[1]。現在のコンセンサスとして各種の人工呼吸中の動脈血液ガスの目標はPa_{O_2}＝60～90mmHg（Sp_{O_2}＝90～97％）、Pa_{CO_2}＞40mmHg、pH7.30～7.45付近と考えてよいであろう[15]。

翻って日本の臨床現場では、依然として“正常な”あるいは時として過剰に良好なレベルまでの血液ガス補正が目標とされている現状が存在する。この背景には、本章で述べてきた肺保護換気戦略に対する理解不足や、患者の安全域をできるだけ高めておきたいという臨床現場での要求などが関与しているかも知れない。そしてこれには人工呼吸患者の管理体制や集中治療病床の未整備など、わが国の急性期医療・集中治療システムの根源的な問題が背景に潜んでいる可能性がある。ARDSの人工呼吸管理の最終的目標は、生命維持に必要な最低限のガス交換を補助しつつ、人工呼吸に関連した肺損傷を可及的に除外することであり、短期的なガス交換の改善のみではないことを個々の臨床現場が認識することが重要と考える。

さらに、1回換気量設定時の使用体重についても言及しておきたい。わが国の臨床現場

表2 予 測 体 重（Predicted body weight）の算出

男性	50+0.91×［身長（cm）−152.4］
女性	45.5+0.91×［身長（cm）−152.4］

で Predicted body weight（**表2**）の利用は決して普及しているとは思えない。設定体重として実体重を用いると、時として過剰な1回換気量の設定に繋がりかねない。わが国でも伝統的に用いられてきた10ml/kg 実体重での1回換気量設定は、有害性の示唆される12ml/kg 理想体重の設定にほぼ匹敵することを認識すべきである[1]。

ARDS に対する人工呼吸管理論争がわれわれに示唆することは、ARDS の予後に影響するのは、ある意味シンプルで些細な個々の臨床現場での適切な人工呼吸プラクティスの積み重ねである、ということである。今後さらに個々の臨床現場への1回換気制限療法に関する知識の普及とパラダイムシフトが起こることを期待して、結びとしたい。

【文　献】

1. The Acute Respiratory Distress Syndrome Network. Ventilation with lower tidal volumes as compared with traditional tidal volumesfor acute lung injury and the acute respiratory distress syndrome. N Engl J Med 2000 ; 342 : 1301–8.
2. Tremblay LN, Slutsky AS. Ventilator-induced lung injury : from the bench to the bedside. Intensive Care Med 2006 ; 32 : 24–33
3. Eichacker PQ, Gerstenberger EP, Banks SM, et al. Meta-analysis of acute lung injury and acute respiratory distress syndrome trials testing low tidal volumes. Am J Respir Crit Care Med 2002 ; 166 : 1510–4.
4. Amato MB, Barbas CS, Medeiros DM, et al. Effect of a protective-ventilation strategy on mortality in the acute respiratory distress syndrome. N Engl J Med 1998 ; 338 : 347–54.
5. Stewart TE, Meade MO, Cook DJ, et al. Evaluation of a ventilation strategy to prevent barotrauma in patients at highrisk for acute respiratory distress syndrome. Pressure- and Volume-LimitedVentilation Strategy Group. N Engl J Med 1998 ; 338 : 355–61.
6. Brochard L, Roudot-Thoraval F, Roupie E, et al. Tidal volume reduction for prevention of ventilator-induced lung injury in acute respiratory distress syndrome. The Multicenter Trail Group on Tidal Volumereduction in ARDS. Am J Respir Crit Care Med 1998 ; 158 : 1831–8.
7. Brower RG, Shanholtz CB, Fessler HE, et al. Prospective, randomized, controlled clinical trial comparing traditional versus reduced tidal volume ventilation in acute respiratory distress syndrome patients. Crit Care Med 1999 ; 27 : 1492–8.
8. Thompson BT, Hayden D, Matthay MA, et al. Clinicians' approaches to mechanical ventilation in acute lung injury and ARDS. Chest 2001 ; 120 : 1622–7.
9. Deans KJ, Minneci PC, Cui X, et al. Mechanical ventilation in ARDS : One size does not fit all. Crit Care Med 2005 ; 33 : 1141–3.
10. Kallet RH, Campbell AR, Dicker RA, et al. Effects of tidal volume on work of breathing

during lung-protective ventilation in patients with acute lung injury and acute respiratory distress syndrome. Crit Care Med 2006 ; 34 : 8–14.

11. Villar J, Kacmarek RM, Perez-Mendez L, et al. A high positive end-expiratory pressure, low tidal volume ventilatory strategy improves outcome in persistent acute respiratory distress syndrome : a randomized, controlled trial. Crit Care Med 2006 ; 34 : 1311–8
12. Hager DN, Krishnan JA, Hayden DL, et al. ARDS Clinical Trials Network. Tidal volume reduction in patients with acute lung injury when plateau pressures are not high. Am J Respir Crit Care Med 2005 ; 172 : 1241–5.
13. Gajic O, Dara SI, Mendez JL, et al. Ventilator-associated lung injury in patients without acute lung injury at the onset of mechanical ventilation. Crit Care Med 2004 ; 32 : 1817–24.
14. Dreyfuss D, Soler P, Basset G, et al. High inflation pressure pulmonary edema. Respective effects of high airway pressure, high tidal volume, and positive end-expiratory pressure. Am Rev Respir Dis 1988 ; 137 : 1159–64.
15. Brower RG, Lanken PN, MacIntyre N, et al. National Heart, Lung, and Blood Institute ARDS Clinical Trials Network. Higher versus lower positive end–expiratory pressures in patients with the acute respiratory distress syndrome. N Engl J Med 2004 ; 51 : 327–36
16. http://www.medscape.com/viewarticle/558468
17. Broccard AF, Hotchkiss JR, Vannay C, et al. Protective effects of hypercapnic acidosis on ventilator-induced lung injury. Am J Respir Crit Care Med 2001 ; 164 : 802–6.
18. Kregenow DA, Rubenfeld GD, Hudson LD, et al. Hypercapnic acidosis and mortality in acute lung injury. Crit Care Med 2006 ; 34 : 1–7.
19. Milberg JA, Davis DR, Steinberg KP, et al. Improved survival of patients with acute respiratory distress syndrome（ARDS）: 1983–1993. JAMA 1995 ; 273 : 306–9.

（志馬伸朗、橋本　悟）

2 選択は部分的補助換気か調節換気か？

1 呼吸不全に対する換気モードの変遷

ARDSをはじめとする呼吸不全に対して人工呼吸管理が多大な貢献をしてきたことは周知の事実である。

最初は単に陽圧を加えて肺を膨らませる間欠的陽圧換気（IPPV）やIPPVにPEEPを併用した持続陽圧換気（CPPV）など、患者の自発呼吸とは無関係に人工呼吸器で設定した換気条件で強制的に換気をおこなう調節換気であった。

その後呼吸管理知識の発展と人工呼吸器の性能の向上とともに、SIMVやPSVなど自発呼吸をトリガーにして換気補助を行う部分的補助換気（patient triggered ventilation : PTV）が用いられるようになり、ガス交換能の改善に伴いスムーズに人工呼吸器からの離脱をはかれるようになってきた(1)。

しかし、人工呼吸器関連肺損傷(2)（ventilator induced lung injury : VILI）や人工呼吸器関連肺炎(3)（ventilator-associated pneumonia : VAP）など、人工呼吸管理の負の側面が認識されるとともに、従来の酸素化能と換気維持を主眼にした陽圧換気から肺障害発生回避を意識した肺保護戦略(4, 5)が練られるとともに可及的すみやかな離脱を考える傾向が強くなった。

2 現在選択されている換気モード

それでは、現在の人工呼吸の換気モードの選択はどうなっているのか？

CHEST 2001に掲載された人工呼吸器からの離脱のガイドライン(6)では、呼吸不全をきたした原因疾患が改善し始めるまではしっかり呼吸管理すべきで、その後慎重に状態を評価して離脱に耐えうるか否かを判断するとしている。また日本呼吸療法医学会・多施設共同研究委員会のARDSに対するClinical Practice Guideline 第2版(7)では、自発呼吸が無い場合には調節換気とし、自発呼吸がある場合にはSIMV、PSV、補助・調節換気（Assist/Control）などを推奨している。

確かに、SIMV＋PSの換気モードに設定すると、自発呼吸がない場合には設定したIMV回数の調節換気が保障され、自発呼吸の出現とともに換気補助が始まってすべての自発呼吸に対してSIMVかPSVの補助が行われ、自発呼吸の呼吸仕事量を軽減させるために有用である。またSIMV回数とサポート圧レベルを減少することにより離脱がスムーズに進行していく。このために、SIMV＋PSモードを選択することにより、ある意味では調節換気モードに設定せず、原則的にはあらゆる呼吸不全患者で人工呼吸管理の最初からPTVとすることができるとも言える。

“しかしちょっと待って……”である。安易に調節換気からPTVに切り替える前に、PTVの利点、欠点、落とし穴をよく考えてみるべきである。

3 人工呼吸の目的

1994年の北米・欧州などの「機械的換気に関するコンセンサスカンファランス」では人工換気の目的は①肺胞換気量増加によるガス交換改善（酸素化改善）、②肺容量の増加(虚脱肺の拡張)、③呼吸仕事量の軽減とされた(8)。

気道や肺胞に障害があり、自然呼吸では十分な肺胞換気量が得られずガス交換ができない場合や呼吸仕事量が増大している場合などには、人工呼吸器が換気を代行することにより、換気とガス交換が維持されるとともに呼吸筋の仕事量を減少させることができる。また虚脱した肺胞を持続的に開かせ、結果的に小さくなったFRCを大きくして酸素化の改善をはかることも人工呼吸器に課せられた大きな使命である。

しかし、強制的な陽圧換気では、全体としての肺胞換気量は維持できるが、肺内での換気の分布が自然呼吸とは異なって換気血流不均等が生じて(9) $A\text{-}aD_{O_2}$ の増加がおこり、不利な状況下でガス交換がおこなわれる。

4 部分的補助換気（PTV）

一方、PTVでは、自発呼吸が温存されるため、①患者とのコミュニケーションが可能、②呼吸筋の廃用性萎縮を防げる、③肺理学療法が有効に行える、④深い鎮静あるいは筋弛緩薬を必要としないなど調節換気より利点が多いとされている(1)。また自発呼吸運動を残すことにより、換気と血流の分布が自然呼吸に近くなりガス交換効率がよくなる。また気道内圧を低く抑えられるため、肺へのダメージが少ないことが期待される。

しかし、トリガーとして自発呼吸を利用するために、自然呼吸に比べると少ないとはいえ、呼吸仕事量が発生している。特に自発呼吸の開始から十分なガス量が肺に到達するまでには時間遅れが生じ、この間は自発呼吸運動に要するエネルギーは無駄に消費されることになる。

5 調節換気からPTVに移行するに当たっての問題点

換気補助開始の時間遅れは、自発呼吸運動が始まってからそれを人工呼吸器が感知してトリガーが作動するまでの時間、トリガーが作動してから回路内の吸気弁や呼気弁の開閉が生じてガスが流れ始めるまでの機械的時間遅れ、十分なガスが肺胞に到達するまでの間の3つの部分に分けられる。これらの時間遅れは、トリガー閾値に到達するまでの患者の吸気努力の大きさやトリガー方式やガス流量制御方式など、患者の呼吸状態と人工呼吸器の性能によって大きな差がある。

PTVの成否は、換気補助を発生させるために要する呼吸仕事量の増加に耐えられるかどうかにかかっている。

5-1 換気障害からの回復具合

人工呼吸管理が必要になった者は、もともとコンプライアンスの低下や気道抵抗の増加により呼吸仕事量が増加し、呼吸筋疲労が激しくなり、ガス交換が維持できなくなったものである。吸気運動により容易にトリガーを作動出来うるようなガス流を発生させうるくらいにまで呼吸機能が回復しているか、吸気ガス流を発生させるために過剰な吸気努力を課していないか、などを考慮する。無理な呼吸運動負荷はかえって状態を悪化させ、離脱を長引かせる。

しかし呼吸筋疲労からの回復度の評価方法、換気力学の改善具合の臨床評価方法には確立したものはなく、さらには個々の症例により重症度や回復度が異なるため、見極めが難しい。

5-2 トリガーの問題点

人工呼吸器が患者の吸気開始を認識するには、吸気ガスの移動に伴う気道内圧の低下（圧トリガー式）や気道流速の発生（流量トリガー式）を利用しており、トリガー作動までの時間が長いと要する呼吸仕事量が増加する。またトリガー閾値を大きく設定すると、トリガー作動までに時間がかかり、無駄な呼吸仕事量が増える。トリガーに要する時間は人工呼吸器の機種によって異なるが、100msec前後である[(10)]。流量トリガーは圧トリガーに比較してトリガーに要する時間が短く患者と人工呼吸器の同調性がよく、要する呼吸仕事量も少ないといわれているが、臨床で統計学的に証明した論文は今のところない[(11)]。

5-3 機械的時間遅れ（トリガー作動から実際にガスが供給され始めるまで）

トリガー作動から実際に吸気ガスが送り出されるまでの時間は、吸気弁や呼気弁の開閉の性能や制御方式に左右され、ベンチレータの性能によって大きな差がある。最近の性能が向上した人工呼吸器では、この時間遅れは10msec以下に短縮されたが、性能の劣るものではこの時間遅れは非常に大きく、この間に発生する呼吸仕事量は呼吸状態の悪い患者では大きな負担となる。応答精度の良い高性能の人工呼吸器を使用しないと、満足なPTVはおこなえない。

5-4 換気補助程度

自発呼吸によりトリガーが作動して換気補助が始まっても、十分な換気を維持するためにSIMV回数が多いまま、あるいはPSVのサポート圧が高いままでは、自発呼吸を利用して換気血流不均等を改善してガス交換能を改善しようとするPTVのメリットがなくなってしまう。また気道内圧が高いとVILIの回避には貢献が期待できない。調節換気に比べてトリガー作動のための呼吸仕事量のロスが残るだけである。

しかし、それではどの程度の補助なら自発呼吸を残すメリットが負の側面を上回るのか、PTVが調節換気より有利だと判断する材料は何なのか。これらの問題に明確な解答をあたえる報告は見当たらず、依然謎のままである。

6 PTVより調節換気の方がいい場合とは?

しかし、明らかにPTVを中止して調節換気とすべき状態もある。吸気運動は見られるもののうまくトリガーが作動できない状態では、呼吸筋疲労がいまだ回復していないことが推察され、いたずらに呼吸に要するエネルギーを浪費するだけである。また肺コンプライアンスが小さいままだと、胸郭が拡張しても肺は拡張せず、吸気流が発生しにくい状態にある。PSVではトリガー作動後吸気努力を続けていても吸気流速が低下して呼気に移行してしまい十分な1回換気量や吸気努力の軽減が得られないこともある。また人工呼吸器が呼気相に移行しても患者の吸気努力が続いているので、再びPSVの吸気が始まってdouble breathingとなり、患者と人工呼吸器の非同調性が問題となる[1、7]。

頻呼吸でしかも努力呼吸を呈する患者では、補助換気では過換気になりやすく、吸気時間、送気流量および送気量が規定されているSIMVでは患者と人工呼吸器とが同調せず、呼吸仕事量も増加するなどの問題が生じる。頻回の努力呼吸ではもともと呼吸仕事量が増加しておりPTVを試みても無駄な呼吸エネルギーが浪費されるだけである。

人工呼吸管理では、一度無理な負荷をかけると呼吸のみならず循環動態など全身状態が悪化して管理に難渋なことをよく経験する。PTVをおこなうときには、常に気道内圧や流速をモニターしながら、トリガーが速やかに作動するか、十分なガス量が供給されているかチェックし、必要時には、鎮静薬や場合によっては積極的に筋弛緩薬を投与して呼吸筋を休ませるとともに肺機能の回復を待つべきである[7]。

7 まとめ

以上述べたように、PTVを行うにあたっては、患者がトリガーを作動させるために要する呼吸仕事量とPTVのメリットの兼ね合いの問題、人工呼吸器の性能の問題など、慎重に見極めなければならない課題や謎が存在する。しかし患者がPTVに耐えられるか否かを定量的に分析評価する手段が確立されていない現在、臨床家としてできることは何か。

それは換気モードを変更したときには、無理なくトリガーが作動するとともに患者がその換気モードに満足しているかどうかを、ベッドサイドで注意深く患者を観察することであろう。離脱過程を進めていくうちに、ある閾値を超えた途端に呼吸状態が急速に悪化することがある。

血液ガス分析、Sp_{O_2}や呼気ガスモニターの活用はもちろんのこと、呼吸回数や1回換気量の変化、呼吸補助筋の動員の有無、バイタルサインの変動や血圧上昇、頻脈などの循環動態の変化、冷汗や意識状態の変化など全身状態の変化を注意深く観察して、状態が悪化する前に換気モード、換気条件の適否を判断することが重要である。

【文　献】

1. 時岡宏明. 2相性のPEEP（biphasic positive airway pressure）モードはARDSに対して有効か？　日本集中治療医学会雑誌 2006 ; 13 : 199–201.
2. 盛　直久. 人工呼吸器関連肺損傷（VILI）. 安本和正編. 呼吸管理の新たな動向. 東京：真興交易；2005 ; 68–79.
3. 森　正和, 野口隆之. 人工呼吸器関連肺炎（VAP）. 安本和正編. 呼吸管理の最新戦略. 東京：克誠堂；2005 ; 9–18.
4. Hickling KG, Henderson SJ, Jackson R. Low mortality associated with low volume pressure limited ventilation with permissive hypercapnia in severe adult respiratory distress syndrome. Intensive Care Med 1990 ; 16 : 372–7.
5. ARDS Network. Ventilation with lower tidal volumes as compared with traditional tidal volumes for acute lung injury and the acute respiratory distress syndrome. N Engl J Med 2000 ; 342 : 1301–8.
6. Evidence-based guidelines for weaning and discontinuing ventilatory support. CHEST 2001 ; 120 : 375S–395S.
7. 日本呼吸療法医学会・多施設共同研究委員会. ARDSに対するClinical Practice Guideline 第2版. 人工呼吸 2003 ; 20（1）: 44–61.
8. Bernard GR, Artigas A, Brigham KL, et al. The American-European Consensus Conference on ARDS. Definitions, mechanisms, relevant outcomes, and clinical trial coordination. Am J Respir Crit Care Med 1994 ; 149 : 818–24.
9. 盛　直久. 人工呼吸下の病態—自発呼吸との違い. 沼田克雄, 安本和正編集. 人工呼吸療法 改定第4版. 東京：秀潤社；2007 ; 12–9.

10. 時岡宏明．圧トリガーかフロートリガーか．丸川征四郎，槇田浩史編集．呼吸管理　専門家に聞く最新の臨床．東京：中外医学社；2003；168-9.
11. 桑山直人．CMV と SIMV．呼吸器ケア 2007；5（1）：52-7.

（盛　直久）

3 調節換気はPCVかVCVか？

1 VCV

volume control ventilation（VCV）は設定の1回換気量が人工呼吸器によって送り出される方式である。

1-1 設定

本換気様式では1回換気量、吸気流量（または吸気時間）、吸気流量パターンを設定する（**図1**）。1回換気量、吸気流量、吸気時間のうち2つを設定すれば残りの一つは自動的に決まる。設定した1回換気量が供給された時点で吸気が終了する。吸気流量の波形としては、一定流量パターンの他、漸減パターンを選択できる呼吸器もある。

呼吸器系メカニクス（コンプライアンス、抵抗）、肺損傷の危険性、血液ガスを考慮して1回換気量を設定する。1回換気量の目安は、正常の肺であれば6〜8ml/kg、急性肺損傷（acute lung injury : ALI）・急性呼吸窮迫症候群（acute respiratory distress syndrome : ARDS）では6ml/kgである。ALIやARDS患者で1回換気量を6ml/kgに設定した群では、12ml/kgに設定した群に比べ死亡率が低かった（31%対39.8%）[1]。

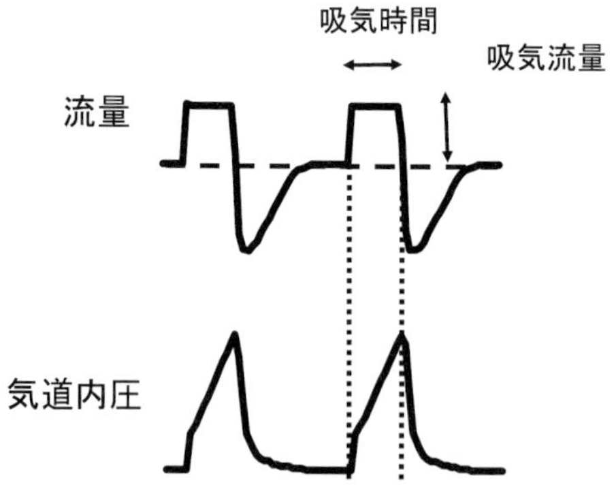

図1　VCV

VCVでは、1回換気量、吸気流量（または吸気時間）および、流量パターンが規定される。ここでは一定の吸気流量（矩形波）を用いており、気道内圧は右上がりのパターンとなる。

1-2 対象と利点

VCV の利点は、1 回換気量、分時換気量を直接設定できることである。従って、VCV が対象となるのは、1 回換気量や分時換気量の維持、Pa_{CO_2} の維持が優先される患者である。たとえば、手術中や術後急性期の患者、麻酔や筋弛緩薬投与中で比較的軽症の成人患者では VCV が使いやすい。神経筋疾患、頭蓋内疾患、薬物中毒による中枢性無呼吸も VCV の適応となる。

ALI や ARDS 患者に対しても VCV を用いることは多い。たとえば前述の ARDSnet の研究[(1)] でも後続の研究でも[(2)] 換気モードとして VCV を選択している。

1-3 注意点

VCV の注意点は、まず気道内圧が上がり過ぎることである。たとえば片側挿管、呼吸器系メカニクスが突然変化した（コンプライアンスの低下、抵抗の増加）場合には、気道内圧が上昇する。ファイティングや咳嗽時にも気道内圧が異常に上昇し肺損傷の危険性が増す。そのため VCV を実施する時には、気道内圧のモニターとアラーム設定が必須である。

次に自発呼吸のある患者に用いる場合、自発呼吸との同調性が悪くなることがある。吸気流量、1 回換気量、吸気時間のそれぞれについて不足、過剰が起こると、人工呼吸器と患者の同調性が悪化し呼吸仕事量が増加する。例えば、吸気流量が不足すると、気道内圧が凹んだ波形となる（**図 2**）。吸気時間や 1 回換気量の設定が、患者の要求に比べ不足すると、トリガーが 2 回発生してしまい、自発呼吸との同調性が損なわれるのみならず、過剰な 1 回換気量となってしまう危険性がある（**図 3**）。

1-4 吸気末ポーズ

人工呼吸器から吸気ガスの供給が終了しても直ちに呼気に転じないで、吸気位を一定時間保持することを吸気末ポーズ（end-inspiratory pause : EIP）と言う。EIP は換気分布を改善すると考えられている（**図 4**）。矩形波の流量波形を用い EIP を設定すれば、呼吸

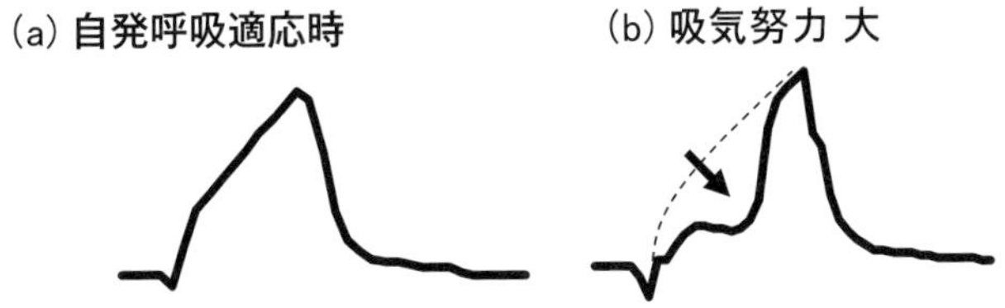

図 2　VCV において吸気努力が増大した時の気道内圧パターン

(a) 安静呼吸では、VCV の気道内圧は右上がりである。
(b) 吸気努力が大きいと、呼吸器から供給される吸気流量が患者の要求に見合わないため、気道内圧は凹んだ波形となる。

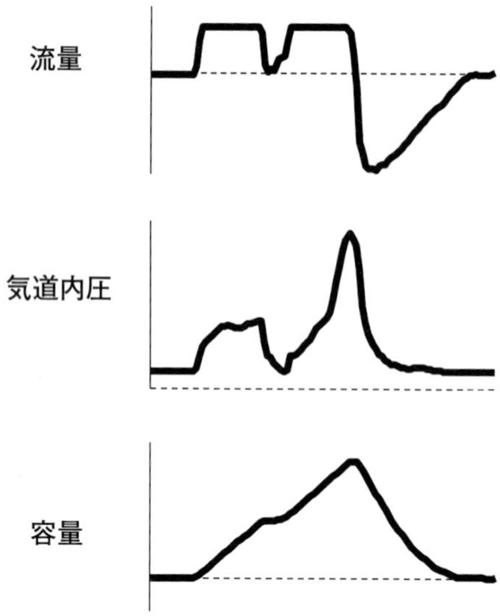

図３　VCV において呼吸努力が増大した時のグラフィックモニター

設定の１回換気量が患者の要求に見合わないため、２度目の補助呼吸が起きた。過剰な１回換気量が供給されるので、ファイティングや気道内圧の異常上昇が起こる危険性が増す。

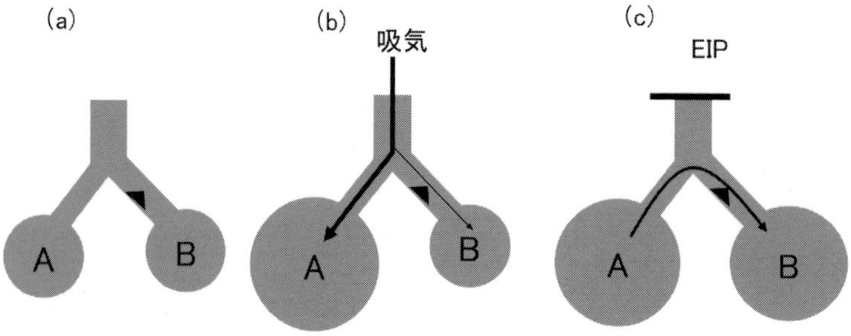

図４　吸気末ポーズ（end-inspiratory pause、EIP）の意義

正常肺胞 A に対し、肺胞 B の気道が狭いためガス通過に時間がかかる（a)。このため吸気流量が終了した時点で、B の換気量は A に比べて少なく、換気分布が不均等になっている（b)。EIP を用いると A 内のガスが B へ再分布し、換気分布の不均等がましになる（c)。

器系メカニクスを計算することができる（**図 5**)。

2　PCV とは

pressure control ventilation（PCV）は、吸気時に一定の気道内圧を保つよう、人工呼

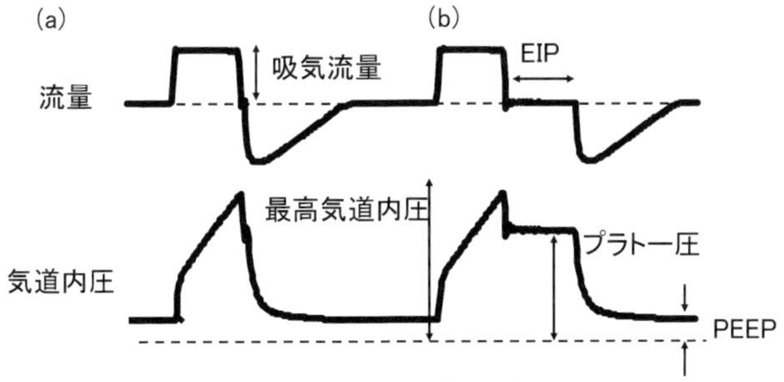

コンプライアンス＝ 1回換気量 / プラトー圧ーPEEP

抵抗＝ 最高気道内圧ープラトー圧 / 流量

図5　呼吸器系メカニクスの測定

一定の吸気流量（矩形波）を用いたVCV（a）に吸気末ポーズ（EIP）を加え（b）、最高気道内圧、プラトー圧、PEEP圧から呼吸器系コンプライアンスと抵抗を計算することができる。

吸器からの吸気流量が制御される方式である。

2-1 設定

プレッシャーコントロール（pressure control：PC）では圧と吸気時間を設定する（**図6**）。人工呼吸器によっては吸気時間の絶対値を設定するものと、呼吸回数とIE比から吸気時間を決めるものとがある。

PC圧では、正常肺で6〜8ml/kgに、ALIやARDSでは6ml/kgに1回換気量を設定する。さらに、人工呼吸関連肺損傷の危険性を減らすため、最高気道内圧（PC圧＋PEEP）が30cmH_2Oを超えないように設定することが推奨されている。

PCVの吸気流量は吸気初期に多く、徐々に減少する漸減波となる（**図7**）。PCVでは気道内圧は患者の呼吸器系メカニクスに影響されず一定である。一方、吸気流量、1回換気量は患者の呼吸器系メカニクスと、PC圧により変化する（**図8**）。したがってPCVでは1回換気量のモニターが必須となる。

2-2 対象と利点

対象は全ての人工呼吸患者が対象となる。さらに、重篤な呼吸不全、肺病変が不均一な呼吸不全、小児ではPCVが有利と考えられる。気道内圧を規定できる点で安全だからである。

PCVの有利な点として、以下のものがあげられる。

(1) 最高気道内圧を制限できる。従って人工呼吸関連肺損傷の予防が期待できる。

(2) 同じ1回換気量でもPCVの方がVCVに比べ最高気道内圧を下げることができる。

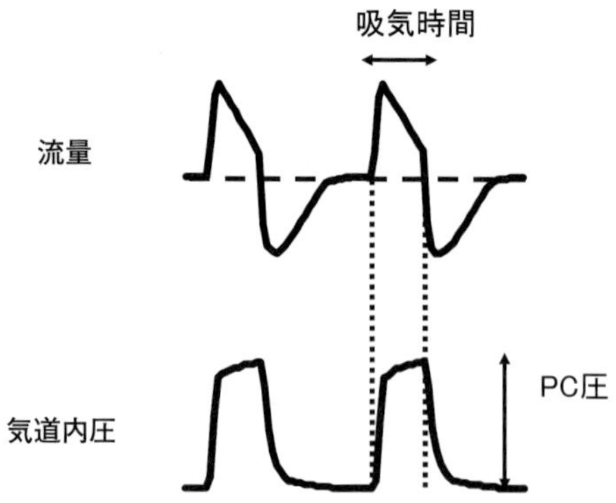

図 6　PCV

PCV では、設定した吸気時間のあいだ気道内圧が一定に保たれ、吸気流量は右下がりの漸減波となる。

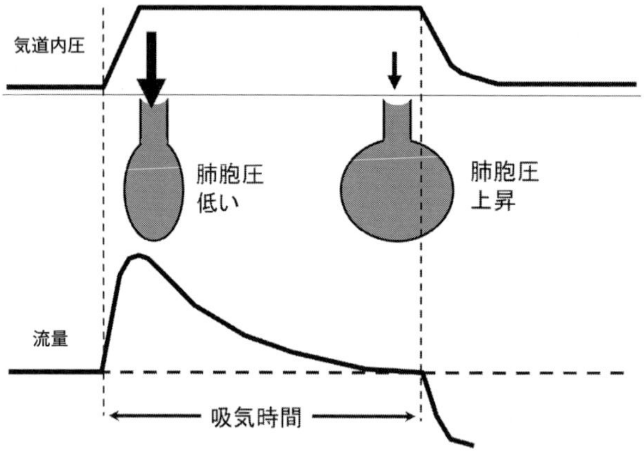

図 7　PCV での流量波形

PCV では、吸気時間のあいだ気道内圧が一定に保たれる。吸気初期は肺胞圧が低く、気道内圧との差が大きいので、吸気流量は大きくなる。吸気時間が進むにつれて肺容量・肺胞圧が上昇し、気道内圧との差が小さくなるため、流量が減少する。結果として吸気流量は漸減波となる。

ただし VCV で漸減流量パターンを用いると PCV と VCV との差は小さいと報告されている[3]。

(3) 換気分布を改善する。しかし、漸減流量パターンを用いた VCV との差は小さい[3]。

(4) 自発呼吸が出現した場合に同調性に優れ、呼吸仕事量が少ない[4]。

(5) 呼吸仕事量の調節が容易である。人工呼吸器離脱時には順次 PCV の設定値を下げていくと、呼吸仕事量が直線的に増加する（**図 9**）[5]。

(6) 気管チューブにリークがあっても、1 回換気量を比較的維持できる

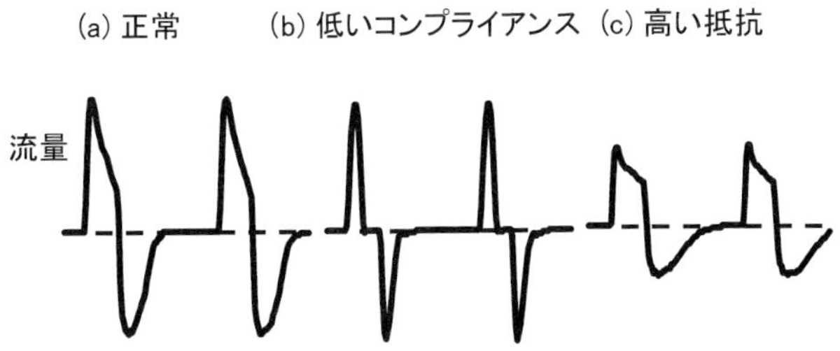

図８　呼吸器系メカニクスの違いによる流量波形の特徴的パターン

（a）コンプライアンスが正常の場合。
（b）コンプライアンスが低い場合、吸気流量の生じている時間が短くなり、尖ってやせた波形になる。
（c）抵抗が高い場合、吸気流量のピーク値が低くなるとともに吸気流量の低下速度が鈍くなり、呼気流量の低下速度も鈍くなる。

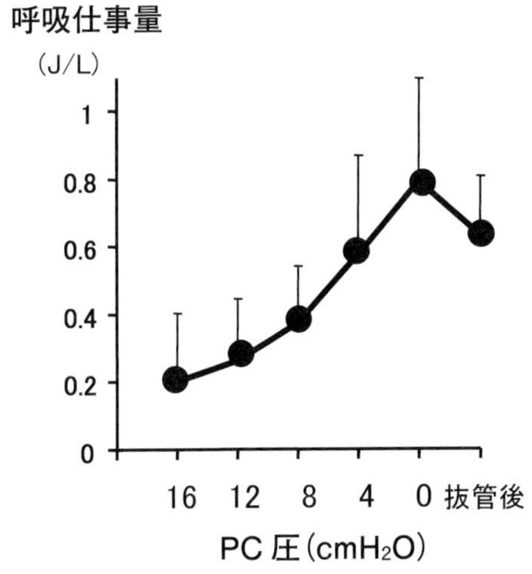

図９　PCV における人工呼吸器離脱法

PC 圧を段階的に下げていくと、それに応じて呼吸仕事量が直線的に増加する。

2-3 注意点

注意点は、１回換気量と分時換気量が保証されないことである[6]。設定した吸気時間が短すぎると、吸気が十分入らないため１回換気量が減少する。呼気時間が不十分（頻呼吸、長すぎる吸気時間設定、呼気障害のある患者）だと、内因性 PEEP が発生し１回換気量が減少する。さらに患者の呼吸器系メカニクスなど様々な要因により１回換気量が変わる。従って１回換気量や分時換気量のモニターとアラーム設定が必須となる。

また自発呼吸のある患者では、吸気時間の設定が患者の吸気時間と一致しないため、気

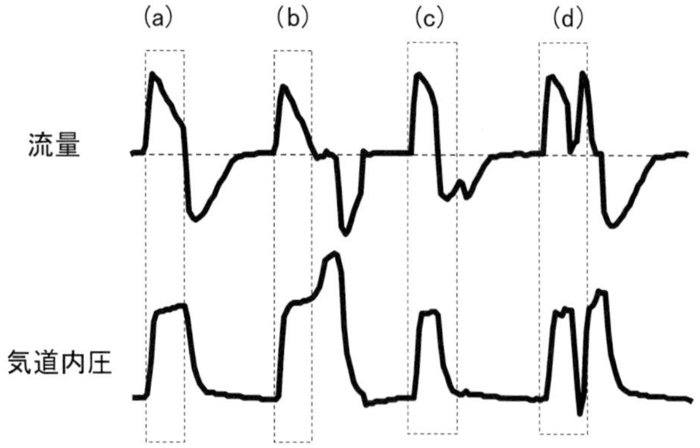

図 10　PCV の吸気時間設定

患者の自発吸気努力を枠で囲んでいる。設定吸気時間が
(a) 自発呼吸の吸気時間に適合している。
(b) 自発呼吸の吸気時間に比べ長すぎる。呼気努力により気道内圧が上昇している。
(c) 自発呼吸の吸気時間より短すぎる。吸気努力の途中で PCV の補助が終了している。
(d) 自発呼吸の吸気時間より短すぎる。1 回の吸気努力により 2 度目の PCV が生じている。

道内圧が上がりすぎたり、2 度目の補助呼吸が起こったりすることがある（**図 10**）。

3　PCV か VCV か

PCV は理論上 VCV よりも優れているが、決定的な差を証明した臨床報告はない。両者を比較した無作為化比較対照試験（患者 79 人）では[7]、PCV は VCV に比べ院内死亡率が低く、臓器不全数が少なくなったが、酸素化能や ICU 死亡率（49%対 69%）に差はなかった。さらに検討すると VCV と PCV の振り分けは予後と関連のなかったことが指摘された。ARDSnet の条件と比べ、1 回換気量（約 8ml/kg）やプラトー圧設定が高すぎたからかもしれない。低い 1 回換気量、高い PEEP とともに PCV を採用した場合[8]、ARDS 患者の予後が改善するか将来の研究に期待したい。

4　Dual control mode

最近、PCV とも VCV とも分類できない換気モードが出現してきた。気道内圧を制御しつつ、1 回換気量が保証されない PCV の欠点を克服しようとしたものである。PCV のもとで、一換気毎に PC 圧を自動的に補正し、設定された 1 回換気量を維持しようとする

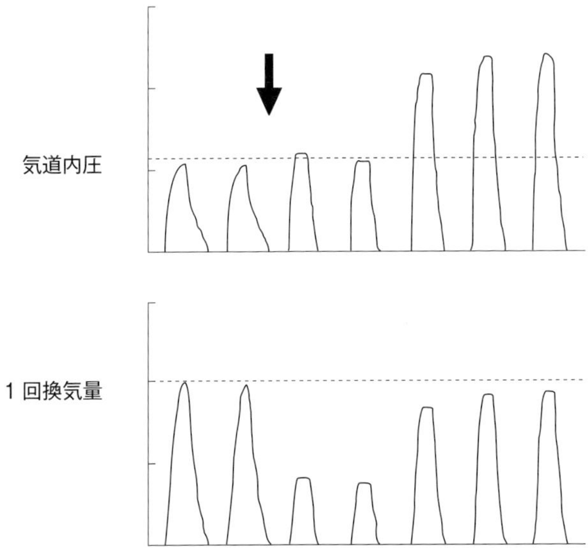

図 11　dual control mode モード

dual control mode は 1 回換気量/分時換気量を維持するよう、PC 圧を自動的に変える。患者のコンプライアンスが突然減少した時の人工呼吸器の反応を示す。1 回換気量が一旦低下した後、1 回換気量が確保されるまで PC 圧を高くしていく。数呼吸で 1 回換気量が元の値と等しくなる。

(**図 11**)[9]。利点は、1 回換気量が保証されること、患者と人工呼吸器の同調性が改善する可能性があること、VCV に比べ最高気道内圧を下げること、などである。

5　まとめ

強制換気は、吸気をどう維持するかにより、volume control ventilation（VCV）と pressure control ventilation（PCV）に分けられる。VCV は 1 回換気量や分時換気量を保証できる利点がある一方、気道内圧が異常に上昇したり、自発呼吸との同調性が悪くなるという欠点がある。PCV は同調性が優れ、最高気道内圧を制限でき、換気分布を改善するという利点がある一方、1 回換気量が保証されない点に注意しなければならない。理論上 PCV の方が VCV より優れているが、決定的な優劣を示した臨床報告はない。

【文　献】

1. The Acute Respiratory Distress Syndrome Network : Ventilation with lower tidal volumes as compared with traditional tidal volumes for acute lung injury and the acute respiratory distress syndrome. N Engl J Med 2000 ; 342 : 1301–8
2. The National Heart, Lung, and Blood Institute ARDS Clinical Trials Network : Higher versus lower positive end-expiratory pressures in patients with the acute respiratory distress syndrome. N Engl J Med 2004 ; 351 : 327–36
3. Davis K Jr, Branson RD, Campbell RS, et al. Comparison of volume control and pressure control ventilation : Is flow waveform the difference? J Trauma 1996 ; 41 : 808–14
4. Kallet RH, Campbell AR, Alonso JA, et al. The effects of pressure control versus volume control assisted ventilation on patient work of breathing in acute lung injury and acute respiratory distress syndrome. Respir Care 2000 ; 45 : 1085–96
5. Takeuchi M, Imanaka H, Miyano H, et al. Effect of patient-triggered ventilation on respiratory workload in infants after cardiac surgery. Anesthesiology 2000 ; 93 : 1238–44
6. 西村匡司，今中秀光．換気モード　トータル換気サポート　呼吸 2001 ; 20 : 181–7
7. Esteban A, Alía I, Gordo F, et al. Prospective randomized trial comparing pressure-controlled ventilation and volume-controlled ventilation in ARDS. Chest 2000 ; 117 : 1690–6
8. Amato MBP, Barbas CSV, Medeiros DM, et al. Effect of a protective-ventilation strategy on mortality in the acute respiratory distress syndrome. N Engl J Med 1998 ; 338 : 347–54
9. Branson RD, Johannigman JA, Campbell RS, et al. Closed-loop mechanical ventilation. Respir Care 2002 ; 47 : 427–51

（今中秀光）

4 部分的補助換気における最近の傾向は？

1 はじめに

部分的補助換気（patient triggered ventilation : PTV）とは、器械換気と自発呼吸とが共存した状態をいう。full support に対する用語と考えると理解しやすい。歴史的には人工呼吸からの離脱過程で使用されてきた。pressure support ventilation（PSV）、synchronized intermittent mandatory ventilation（SIMV）はその代表である。しかし、最近では通常の人工呼吸モードとしても用いられるようになった。bilevel positive airway pressure（BIPAP）、airway pressure release ventilation（APRV）、proportional assist ventilation（PAV）などが注目されている。

部分的補助換気が注目される背景には、重症呼吸不全における自発呼吸の役割が見直されつつあることが影響しているだろう。

2 なぜ自発呼吸を温存するのか

人工呼吸中に自発呼吸を積極的に温存する理由はいくつかある。

第1には換気の分布、いいかえれば換気と血流のマッチングが最も良いのが自発呼吸だからである。これは血流が豊富な「dependent lung」と呼ばれる部分に優先的に換気が行われるだけでなく、自発呼吸下では肺胞虚脱の防止や虚脱肺の再開通が期待できる[(1)]という利点も含まれる。調節換気、特に過剰な鎮静薬や筋弛緩薬を使用していると、血流の少ない「non-dependent lung」に換気が集中し換気血流比が悪化する傾向がある。また、自発呼吸はある範囲の中で換気量や呼吸数が変動しており、これが肺胞開存や肺気量維持に効果があるとされる。実際、乱数発生により呼吸数や1回換気量が一定でない換気を行う variable ventilation が近年注目されている[(2)]。

第2には肺胞虚脱の機会を減らすためである。どんな換気モードも自発呼吸なしではある程度の圧較差を作り CO_2 排出を行わなければならない。問題はその場合にどれだけの時間とどれだけの圧較差が必要となるかである。自発呼吸を温存しておけば当然器械換気が CO_2 排出に関与する割合は低下する。この結果、呼気のために回路圧を低下させる回数が減らせるので比較的安定した回路内圧維持が達成され肺胞虚脱の危険が減少する。

第3には循環系への影響である。自発呼吸下のほうが調節換気よりも心拍出量が高く維持されるという興味ある報告がある。

第4には人工呼吸中に自発呼吸をなくすことのデメリットである。筋弛緩薬の長期連用はclinical illness polyneuropathyと呼ばれる呼吸筋の機能不全をきたし人工呼吸からの離脱を遷延させる。咳嗽反射の消失は喀痰排出を困難とし人工呼吸器関連肺炎発生の危険度を高めるだろう。麻薬や鎮静薬の大量投与は筋弛緩を使用せずに自発呼吸を出現させにくくする手段であるが、循環器系への悪影響や呼吸中枢の反応低下などをもたらし管理を複雑化させる。人工呼吸により過換気状態にすることは薬物に頼らない手段であるが、重症呼吸不全やCOPD患者では換気そのものに問題があり過換気状態を作り出しにくい。また過剰な器械換気は人工呼吸器関連肺損傷の原因となり患者の予後を悪化させる。

以上より、特に重症例において自発呼吸を温存し人工呼吸器との同調性を維持しやすい換気モードが必要と考えられるようになってきた。肺保護戦略における自発呼吸温存の必要性はRCTにおいて検討されていないが、自発呼吸により肺内シャントや死腔量を改善し換気血流比改善をもたらす[3, 4]、dependent lungの換気を改善し肺胞虚脱が繰り返されるのを防止する[5]、人工呼吸期間を減少させる[6]などから、臨床的なメリットは大きいと考えられる。

3 なぜ部分的補助換気なのか？

自発呼吸を温存する場合、特に患者と器械換気との同調性が重要である。換気量規定式の場合、換気設定は1回換気量と吸気流量（ならびに換気回数あるいは吸気呼気比など）により行われるが、われわれの自発呼吸はたとえ健康安静時であっても均一ではない。1回換気量、呼吸数にはバリエーションがあり20～30%の変動幅があるといわれる。病的状態では代謝からの需要や酸塩基平衡による調節、低下した呼吸機能などによりその変動幅は時々刻々と変化する。このような状況で吸気パターンを固定する換気量規定方式は、患者の自由な呼吸を妨げ、同調性を悪化させやすいことは容易に理解できる。いいかえれば換気量規定方式は呼吸不全が重症であればあるほど設定が困難な換気法である。これに対し、圧規定方式では吸気時間と吸気圧を設定するだけなので、換気量と吸気流量は呼吸ごとに変動可能である。さらに吸気時間設定が圧規定式換気における患者呼吸自由度の制限要因であったが、最近注目されているBIPAPやAPRVでは器械換気中においても自発呼吸を妨げないので、この問題も解決された。

換気量規定式のSIMVを除いては部分的補助換気は圧規定方式で作動する。さらに20世紀終末になって人工呼吸器のハード面の改良が進み、流量制御や呼気弁の制御が格段に進歩したことが部分的補助換気の普及につながった。

4 各換気モードの解説（図 1）

4-1 PSV（図 1-a）

PSV は自発吸気に同期され設定圧まで加圧されるが、この加圧は吸気流量が最大流量の 25%まで減少した時点で終了する（early termination）。すなわち、加圧時間は設定できない。換気回数設定もなく、トリガー感度が適切に設定されていれば患者の吸気すべてに同調して行われる。

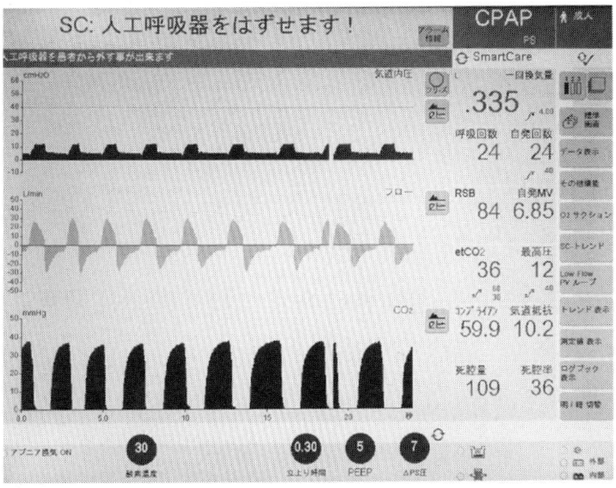

(a) PSV（CPAP 下）

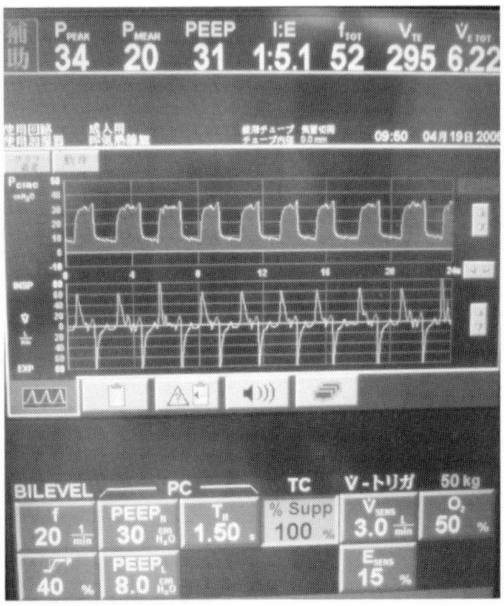

(b) BIPAP

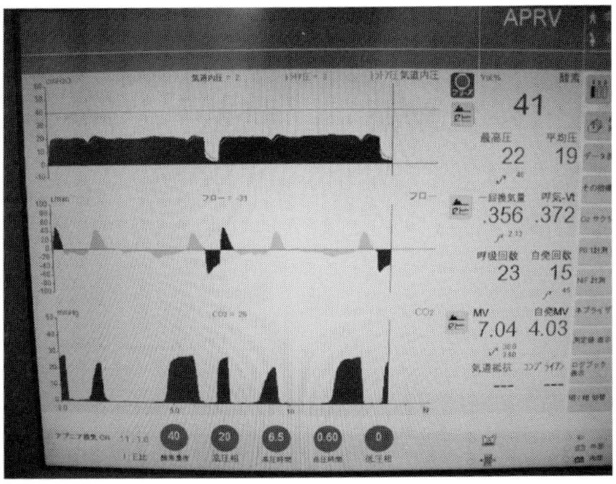

(c) APRV

図 1 部分的補助換気の各種換気モード。PAV は臨床使用に適当な機種がなく掲載していない。

4-2 BIPAP（図 1-b）

BIPAP はメーカーによりモード名（BIPAP のほか Bilevel、Biphasic など）、設定方法や項目に多様性があるが、共通しているのは高低二つの陽圧相とその時間（あるいは切り替え回数）を設定する点である。一般に、高圧相時間が低圧相時間よりも短くなる、いわゆる inversed ratio ventilation（IRV）への許容度が高い。自発呼吸が温存されていると、高圧相の中に患者の（複数の）吸気・呼気が入りえる。つまり、患者の自発呼吸運動を温存したままで肺気量を変化させる換気法と表現できる。高圧→低圧相、低圧→高圧相の切り替え時にそれぞれ自発吸気、呼気と同調させると、実際の高圧相時間が設定された時間と異なるという現象が生じうる。図では高圧相の幅が同一でないのが確認できる。BIPAP 施行中の PSV 併用は原則可能であるが、高圧相における PSV 圧が固定されている機種もあるなどメーカーの開発コンセプトにより対応が異なる。

4-3 APRV（図 1-c）

APRV は BIPAP の高圧相（Phigh）がより長く、低圧相（Plow）が極端に短くなった IRV と考えることもできる。しかし、高 PEEP による CPAP に非常に短時間の圧解放相が追加された換気様式と表現する方が適している。高圧相は開始当初 25〜30cmH_2O に設定されることが多い。初期の APRV の文献には低圧相時間（Tlow）が 1.5 秒以下と定義されているが、最近ではより短い時間でないと肺胞虚脱が生じるという考えが主流となっており、1 秒未満が多い[7]。圧解放は一般に大気への開放、すなわち低圧相はゼロに設定されるがこれは呼気抵抗を最小限にするためである。低圧相をゼロにすることにより肺胞の虚脱が懸念されるが、実際には Tlow が十分短く内因性 PEEP（あるいは Auto PEEP）発生により肺気量が維持されれば虚脱は予防できる。また、PSV、BIPAP が患者呼吸への同調性を考慮しているのに対し、APRV では患者の呼吸パターンに無関係に時間サイクルで解放が行われる。APRV の圧解放は高圧による CPAP が循環抑制や CO_2 排出困難を生じることへの代償である。PSV の併用は不要と考えられており、代わりに automatic tube compensation が推奨されている[7]。

4-4 PAV

PAV の概念は呼吸筋が発生させた圧に応じて常に一定の割合で圧補助をする換気方式で、呼吸仕事量の改善、同調性改善に優れ、患者の吸気努力にあった換気量と流速を提供できる理想的な換気モードである。しかし、最大の問題は患者の呼吸器系エラスタンスとレジスタンスの測定が必要であることで、これらを自発呼吸下にどう測定するか、そのための反応時間遅れをどう改良するかなど解決されていない問題がある。厳密な意味での計測は不可能であるので、どのような近似的計測法が有効か、今後試行錯誤が繰り返されるだろう。

5　部分的補助換気における最近の傾向

ある病態に最適の換気モードがあるかについて現時点でエビデンスはない。各モードの効果を比較した動物研究や小規模臨床研究はあるが、APRV や BIPAP の設定においてその利点が十分生かされない換気条件で比較している論文も多い。ここでは筆者の臨床経験からの提言を述べたい。

PSV は呼吸仕事量を減少させるには効果的な換気法である。しかし、近年その重要性が認識されつつある open lung concept や alveolar recruitment といった低酸素への対応についてはほとんど効果がない。特に呼吸数が多い場合は胸腔内圧の変動幅も大きくなり平均気道内圧の維持が困難となる。吸気終末まで気道内圧を維持しないので、十分に高い PEEP と併用しなければ重症例の管理には使用しにくい。たとえ十分高い CPAP と併用しても高圧環境による換気量低下のために PSV 圧は上昇させなければならず、VILI の危険性が増す。

BIPAP や APRV は、自発呼吸を容認しつつ高圧相時間を長く設定できるので頻呼吸や不規則な換気パターンのある低酸素症例であっても酸素化改善が期待できるモードである[8]。Putensen は ALI の動物や臨床例においても BIPAP や APRV は換気血流比を改善し肺内シャントを著明に減少させる事を発見した[3, 9]。一方、PSV モードではすでによく換気されていた血流の悪いあるいはほとんどない肺を優先的に換気するにすぎなかった。PSV はシャントになっているエリアを換気血流比が正常化するようには作用しなかった。APRV がその真価をもっとも発揮するのは ARDS/ALI に代表される重症低酸素血症である。しかし、特徴的な圧解放相のため、COPD など呼出障害がある疾患では注意を要する。

PAV は臨床使用が可能な人工呼吸器が市販されないかぎり、机上の空論でおわる危険性を秘めている。

以上より、PSV は離脱過程で CPAP に移行するための手段、BIPAP や APRV は患者の病態に応じて換気維持に使用し、PAV は新しい人工呼吸器の開発を待ってその真価が評価される、ということになるだろう。

【文　献】

1. Froese AB, Bryan AC. Effects of anesthesia and paralysis on diaphragmatic mechanics in man. Anesthesiology 1974 ; 41 : 242–55.
2. Mutch WA, Harms S, Lefevre RG, et al. Biologically variable ventilation increases arrerial oxygenation over that seen with positive end-expiratory pressure alone in a porcine model of acute respiratory distress syndrome. Crit Care Med 2000 ; 28 : 2457–64.
3. Putensen C, Mutz NJ, Putensen-Himmer G, et al. Spontaneous breathing during ventilatory support improves ventilation-perfusion distributions in patients with acute respiratory distress syndrome. Am J Respir Crit Care Med 1999 ; 159 : 1241–8.
4. Putensen C, Muders T, Varelmann D, et al. The impact of spontaneous breathing during mechanical ventilation. Curr Opin Crit Care 2006 ; 12 : 13–8.
5. Wrigge H, Zinserling J, Neumann P, et al. Spontaneous breathing with airway pressure release ventilation favors ventilation in dependent lung regions and counters cyclic alveolar collapse in oleic-acid-induced lung injury : a randomized controlled computed tomography trial. Crit Care 2005 ; 9 : R780–9.
6. Putensen C, Zech S, Wrigge H et al. Long-term effects of spontaneous breathing during ventilatory support in patients with acute lung injury. Am J Respir Crit Care Med 2001 ; 164 : 43–9.
7. Habashi NM. Other approaches to open-lung ventilation : airway pressure release ventilation. Crit Care Med 2005 ; 33 : S228–40.
8. 佐藤庸子，佐藤敏朗，小谷透，ほか．2 相性の PEEP モードによる呼吸管理が効果的であった誤嚥性肺炎による ARDS の 1 例．日集中医誌 2006 ; 13 : 243–7.
9. Putensen C, Rasanen J, Lopez FA. Ventilation-perfusion distributions during mechanical ventilation with superimposed spontaneous breathing in canine lung injury. Am J Respir Crit Care Med 1994 ; 150 : 101–8.

（小谷　透）

5 患者に同調する換気モードは PSV か TC か PAV か？

1 換気モードの評価

換気モードは1980年代以降 assist-control ventilation、synchronized intermittent mandatory ventilation（SIMV）、pressure support ventilation（PSV）、continuous positive airway pressure（CPAP）が一般的であった。1990年代後半には多くの換気モードが開発されて臨床の場に紹介された。しかし、その評価はさまざまで臨床の場に混乱が生じた。現在まで特定の換気モードが生命予後に影響を与えたとする報告はない。一方、換気モードの評価において患者と人工呼吸器の同調性、自発呼吸に合った換気モードであるかどうかが問題となった。最近では自発呼吸を温存した換気モードが主流となり、同調性はより重要な課題となった。本稿では自発呼吸を主体とした PSV、TC（tube compensation）、proportional assist ventilation（PAV）について説明する。

2 PSV とは

2-1 PSV の原理

PSV は自発呼吸を一定の気道内圧で補助する換気様式である[1~3]。吸気は自発呼吸のトリガーにより始まる。トリガー後はあらかじめ設定された一定の気道内圧を保つように流速が制御される（**図 1**）。吸気から呼気のタイミングは吸気流速の低下により認識される。吸気時間と 1 回換気量は一呼吸毎に吸気努力と PSV レベルの相互作用により決定される。

2-2 PSV の利点

（1）同調性の改善[2、4]

1 回換気量、吸気時間、呼吸数は患者自身が決定するので同調性がよい。吸気開始時の流速が最大 150L/min 前後と速いので吸気努力の強い患者にも追随できる。トリガーに要する反応時間と人工呼吸器の流量制御の改良により同調性が改善した[5]。

（2）呼吸仕事量の軽減[4、6、7]

呼吸仕事量の軽減が PSV レベルを変えることにより自由に設定できる。5cmH_2O 前後の低い PSV レベルにより気管チューブの抵抗を代償する。高い PSV レベルではトリガー

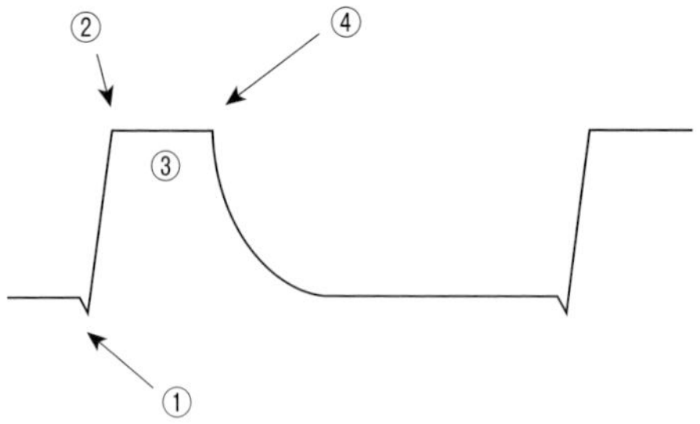

図 1

PSV の圧曲線。①自発呼吸をトリガー　②できるだけ速く PSV レベルに達する　③一定の気道内圧を保つ　④患者の吸気終了と同時に呼気に移行する

に要する呼吸仕事量だけとなる。

(3) ウィーニングの手段[8]

PSV レベルを低下させるに伴い呼吸仕事量は 0 に近い値から自発呼吸レベルまで直線的に増加する。PSV レベルの設定により患者に適切な呼吸仕事量を負荷できる[4, 6, 7]。呼吸数を指標にウィーニングを行う。

(4) 簡単な設定

設定が簡単で同調性に優れるため、自発呼吸のある患者ではもっとも汎用される換気モードである。

2-3 PSV の欠点

PSV は自発呼吸がなければ無呼吸となる。麻薬あるいは鎮静薬、脳血管障害などによって呼吸中枢の抑制が起きる場合は、SIMV を併用して最低限の分時換気量を確保する。また、無呼吸時のバックアップ換気の機能を確認する。

PSV の低いレベルでは 1 回換気量が少なく肺胞が虚脱しやすい。PEEP を併用するが、肥満患者のように横隔膜の挙上が著しいときは無気肺を起こす。このような場合は、深呼吸あるいは SIMV を併用してときどき大きな 1 回換気量の強制換気を送る。

2-4 PSV の設定

PSV レベルは呼吸数が 30/min 以下で維持できるサポートレベルとする。1 回換気量が確保されていることを確認する。PSV の立ち上がりの流速を可変できる人工呼吸器がある。立ち上がりの流速は、呼吸仕事量の観点から気道内圧が PSV レベルをオーバーシュートしない範囲で速い方が望ましい[9, 10]。速い立ち上がりに患者が不快感を訴える場合は、PSV レベルが不必要に高い。PSV の吸気終了の認識は、人工呼吸器により異なるが最大吸気流速の 5% から 25% を用いる機種が多い。この設定値を変更できる機種もある。

ARDSでは時定数が短くpremature terminationとなりやすいので5%の設定とする[11]。重症ARDSでコンプライアンスが著しく低下した場合は5%に設定しても吸気を維持できない。この場合はpressure control ventilationに変更する。COPDでは時定数が長く吸気流速の減衰に時間がかかるので25%前後に設定する。しかし、臨床的にはほとんどの患者において吸気終了認識を最大吸気流速の10%前後に設定して大きな問題はない。最近では時定数と気道内圧曲線から吸気終了の基準の自動コントロールを行う人工呼吸器がある。

2-5 PSVの適応

自発呼吸のあるすべての患者に適応となる。急性期からウィーニング時まで用いられる。成人のみならず、小児や新生児にも可能である[12, 13]。ARDS患者は病態にかかわらずPSVが可能である。速い自発呼吸の流速に対しても追随できるので、単独の補助呼吸様式としても使用される[14]。また気道内圧で制御されるためファイティングが少ない。COPD患者に対してもPSVは有用である。CO_2ナルコーシスに陥っている場合でもPSVレベルの増加によりPa_{CO_2}は改善される。自発呼吸が温存されているので急激なpHの補正を避けることができる。喘息患者に対してもPSVは有用である[15]。PSVは一定の気道内圧を越えず、また肺胞が過伸展されたときに呼気時間を患者自身が長くするので圧外傷が起きにくい。auto-PEEPのためトリガーが困難となる場合は、低いレベルのPEEPを用いてauto-PEEPレベルを低下させるか、あるいはSIMVを併用する。

2-6 結論

PSVは部分的換気様式の中でもSIMVに比較して快適な換気様式である[16]。人工呼吸器の流量制御とトリガー感度の改善、吸気流速の立ち上がり速度の増加、至適PSVレベルの選択、適切な呼気認識などにより、きわめて吸気努力の強い患者にも追随できる[5]。PSVにおける患者と人工呼吸器の優れた同調性、呼吸仕事量の軽減、さらに設定が容易なため、自発呼吸のある患者に対して急性期からウィーニングまで推奨される。

3 Automatic tube compensation（ATC）とは

3-1 ATCの原理

気管挿管された状態で自発呼吸を行う場合、気管チューブの抵抗による余分な呼吸仕事量が負荷される。PSVは気管チューブの抵抗を代償するが、一定の気道内圧によるサポートなので、代償が不十分な場合と代償しすぎる場合がある。1994年Fabryらは気管チューブの抵抗を代償するために、気管チューブの先端の圧を一定に保つATCを報告し

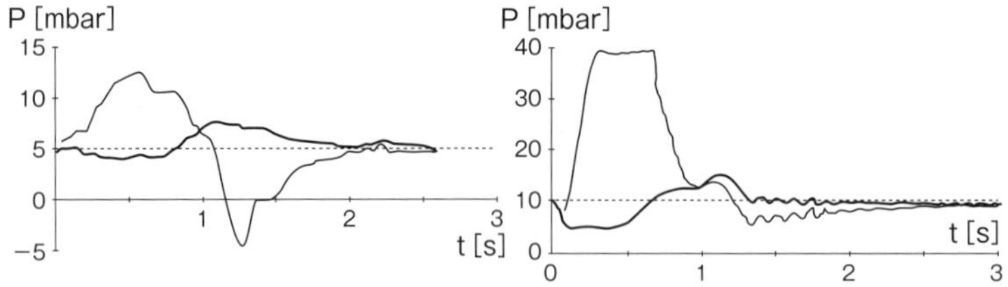

図2

ATC の気道内圧曲線。左図は心臓手術後患者で、CPAP 5cmH_2O に ATC を併用、右図は重症 COPD 患者で、CPAP 10cmH_2O に ATC を併用、太い実線が気道内圧で細い実線が気管内圧である。気管の先端圧を PEEP レベルに保つために気道内圧は吸気時に増加、呼気時に PEEP レベル以下に低下する。

(文献 18 Fabry B, et al. Intensive Care Med 1997 ; 23 : 545–52. より引用)

た[17]。気管チューブで生じる圧差は $\Delta P(t) = R_1 \cdot \dot{V}(t) + R_2 \cdot \dot{V}(t)^2$ で表され、気管チューブの径と長さ、さらに流速（$\dot{V}$）に規定される。ATC は流速をリアルタイムに測定して吸気時に陽圧を、呼気時に陰圧をかけて気管チューブ先端の圧を PEEP レベルに保つ（図 2）。

3-2 ATC の利点

理論的には ATC により自発呼吸患者は抜管されたときと同じ呼吸となる。ウィーニングにおいて抜管できるかどうかの正確な判断が可能となる。

3-3 ATC の欠点

ATC が搭載されている市販の人工呼吸器を検討すると、気管チューブの先端圧は吸気開始時に低下して PEEP レベルを保つことができない。呼吸仕事量の軽減も十分ではない[19]。この原因は、気道内圧と流速の測定部位の問題、人工呼吸器の流量制御の性能、アルゴリズムの問題等が考えられる。現在のところ、気管チューブにより生ずる抵抗の代償は不十分である。

3-4 ATC の設定と適応

ATC は気管チューブの抵抗を代償するために、原則として 100％補正の設定にする。挿管されて自発呼吸を行う患者は ATC の適応となる。

3-5 結論

ATC の有用性は現時点では明らかでない。トリガーに要する反応時間、流量制御等の性能を改良する必要がある。気管チューブの抵抗を代償するのであれば PSV 5cmH_2O のほうが ATC に優る。

4　Proportional assist ventilation（PAV）とは

4-1　PAV の原理

PAV は呼吸筋の発生圧に対して常に一定の割合 proportionality の気道内圧で自発呼吸を補助する。あらかじめ設定された 1 回換気量あるいは気道内圧はない。患者の大きな呼吸のときは高い気道内圧で換気補助を行い、小さな呼吸のときは低い気道内圧で換気を補助する[20~22]（**図 3**）。呼吸筋の発生圧に対して常に一定の割合で補助するので、呼吸補助筋あるいは車のパワーステアリングのように働く。呼吸筋発生圧はリアルタイムでの測定が必要で、呼吸器系のエラスタンスと抵抗を測定することによって算出される。

4-2　PAV の理論

自発呼吸を温存した人工呼吸においては、人工呼吸器と呼吸筋が同時に働いている[6、20]。

$$Paw(t) + Pmus(t) = Pel + Pres = E \cdot \Delta V + R \cdot \dot{V}(t)$$

$$Pmus(t) = Pel + Pres - Paw(t) = E \cdot \Delta V + R \cdot \dot{V}(t) - Paw\ (t)\ \cdots\ (1)$$

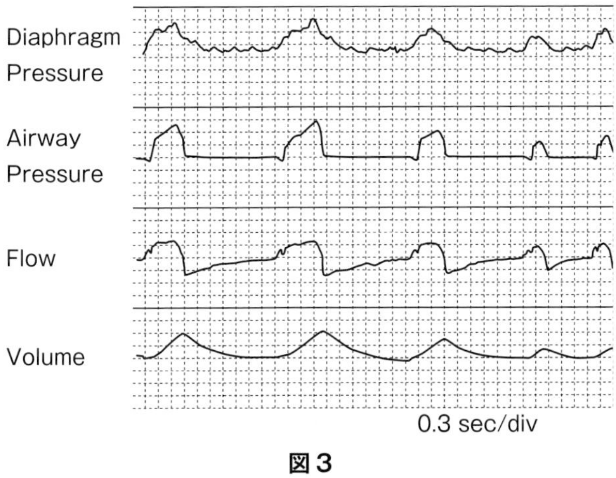

図 3

PAV における経横隔膜圧差、気道内圧、流速、換気量。左から 1 番目と 2 番目の呼吸は、経横隔膜圧差と換気量が大きく、それに伴い気道内圧も高い。4 番目と 5 番目の呼吸は、経横隔膜圧差と換気量は少なく、気道内圧も低い。PAV の気道内圧は吸気努力に応じて一呼吸ごとに変動する。

（文献 21　Younes M. Proportional-assist Ventilation. In : Tobin MJ, editor. Principles and practice of mechanical ventilation. 2nd Ed. New York : McGraw-Hill Medical Publishing Division, 2006 ; 33-64 より引用）

Paw(t)＝気道内圧、Pel＝肺・胸郭の弾性抵抗に打ち勝つ圧、Pres＝気道の粘性抵抗に打ち勝つ圧、E＝エラスタンス、ΔV＝換気量変化、R＝抵抗、$\dot{V}(t)$＝流速、Pmus(t)＝呼吸筋発生圧

呼吸筋発生圧は、エラスタンスと抵抗が明らかであれば、換気量、流速、気道内圧を連続測定することにより（1）式よりリアルタイムで算出される。PAV はこの値をもとに、気道内圧波形を制御する。人工呼吸器により作られる気道内圧を、

$$Paw(t) = k_1 \Delta V + k_2 \dot{V}(t) \quad \cdots \quad (2)$$

で表す。k_1 は換気量補助のエラスタンスに対する割合、k_2 は流速補助の粘性抵抗に対する割合を示す。

例えば、$k_1 = 3/4E$、$k_2 = 3/4R$ と設定すると、（1）（2）より

$$Pmus(t) = E\,\Delta V + R\,\dot{V}(t) - (3/4E\,\Delta V + 3/4R\,\dot{V}(t)) = 1/3Paw(t)$$

呼吸筋発生圧と人工呼吸器の作る圧の比が 1：3 の関係で、呼吸仕事量の 25％を呼吸筋、75％を PAV が行う。

4-3 PAV の利点

（1）neuro-ventilatory uncoupling の改善

肺障害患者では抵抗あるいはエラスタンスの増加のため、吸気努力に対して十分な換気量が得られない。PAV は吸気努力に対して一定の割合の気道内圧で補助するため、PAV のサポートレベルの増加に伴い neuro-ventilatory uncoupling は改善して吸気努力に応じた換気量が得られる[20]。一方 PSV では、PSV レベルを増加させると 1 回換気量は増加するが、吸気努力の増加に応じた換気量の増加はない。

（2）呼吸仕事量の軽減

PAV は k_1、k_2 のゲインコントロールの増加に伴い呼吸仕事量を軽減させる[20]。臨床においても、急性肺障害あるいは慢性呼吸不全患者において PAV は呼吸仕事量を軽減させる[23]。PAV が PSV に比較して呼吸仕事量を有意に軽減させるという報告と差がないとする報告がある。PAV における呼吸仕事量の軽減は、人工呼吸器の性能、エラスタンスと抵抗の測定精度に大きく影響される。

（3）患者自身による呼吸パターンの調節（図 4）

PAV の 1 回換気量、呼吸数は患者自身が決定するため快適な呼吸となる[24]。1 回換気量は呼吸ごとに大きく変動がする[25]。メカニクスの異常によって頻呼吸が起きている場合、PAV によりメカニクスが改善して呼吸数は減少する。生理的な原因で頻呼吸を呈する場合、PAV のゲインレベルを増加させても呼吸数は減らない。

（4）同調性の改善

PAV は呼吸補助筋のように働き、患者と人工呼吸器の同調性が優れる[20, 26]。どのような呼吸であっても吸気努力に対して一定の割合で補助し、吸気努力と流速の時間的経過が一致する（図 5）[27]。

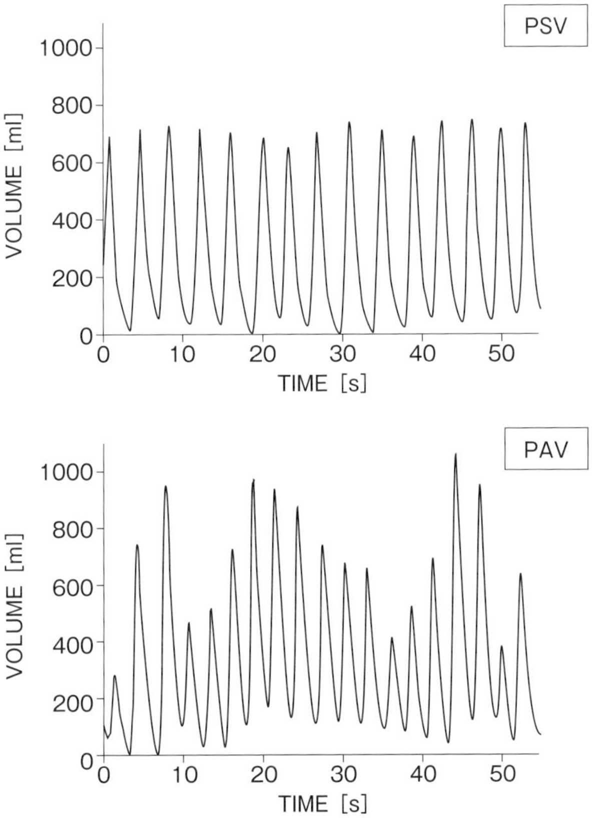

図4

PSV と PAV における換気量の変動。PSV では 1 回換気量が比較的一定であるのに対して、PAV では変動する。
（文献25 Wrigge H, Golisch W, Zinserling J, et al. Proportional assist versus pressure support ventilation : effects on breathing pattern and respiratory work of patients with chronic obstructive plumonary desease. Intensive Care Med 1999 ; 25 : 790–8. より引用）

(5) ウィーニングの手段

ゲインコントロールを低下させるに伴い呼吸仕事量は PAV から患者へと移る。理論的に優れた方法であるが、臨床における有用性は明らかでない。

(6) 非侵襲的人工呼吸

PAV による非侵襲的人工呼吸は、気管挿管による人工呼吸よりも早くから臨床応用が行われた。PAV と PSV の比較では、両者に死亡率あるいは気管挿管率に有意な差を認めなかったが、PAV の方が非侵襲的人工呼吸の許容性が高かった(28)。

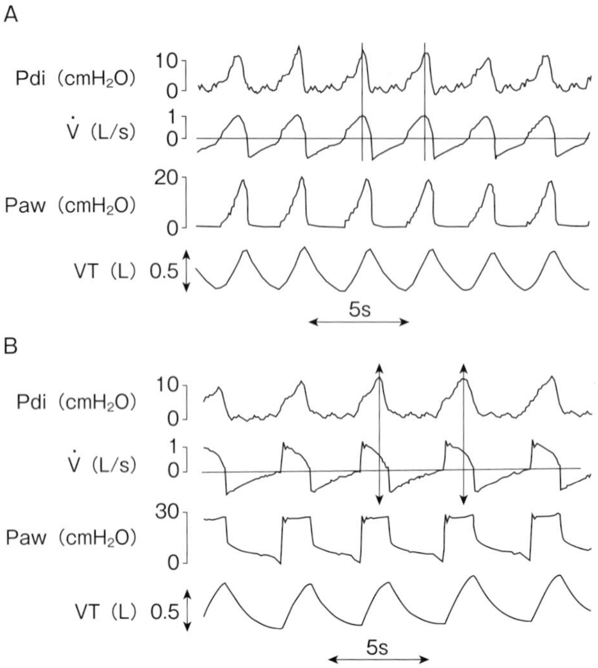

図5

AはPAV、BはPSVのときの経横隔膜圧差（Pdi）、流速（V̇）、気道内圧（Paw）、1回換気量（V_T）である。PAVでは横隔膜がもっとも収縮したときと人工呼吸による最大吸気流速の時相が一致するが、PSVでは一致しない。

（文献27　Aslanian P, Brochard L. Proortional assist ventilation. In : Marinii JJ, Slutsky AS ecitors. Physiologic basis of ventilatory support. New York : Marcel Dekker 1998 : 833-46. より引用）

4-4 PAVの欠点

（1）低換気

PAVは吸気努力に依存するので、吸気努力が低下している場合あるいは呼吸中枢が抑制されている場合は低換気に陥る。低分時換気量のバックアップシステムが必要である。

（2）run-away

エラスタンスあるいは抵抗値を真の値より高く測定した場合、気道内圧が増加し続けてrun-away現象を招く[20]。この現象は測定の誤り、あるいは突然にエラスタンスや抵抗値が低下したときに起きる。回路のリークがある場合も患者の換気量あるいは流速を過大評価してrun-awayが起きる。実際は肺の過伸展が進めばエラスタンスは増加して、弾性抵抗による圧が気道内圧を超えて吸気が終わる。

（3）エラスタンスと抵抗の測定

自発呼吸下におけるエラスタンスと抵抗の測定は困難なため、調節換気下での値が代用された。しかし、メカニクスは時間とともに変化する。自発呼吸下での測定が可能な人工呼吸器が開発された。

4-5 PAVの適応

理論的にはすべての自発呼吸患者が適応となる。エラスタンスに対して換気量補助、抵抗に対して流速補助のゲインを0から100％まで設定できる。run-awayを防ぐためには通常90％を越える補助は設定しない。呼吸不全患者の急性期からウィーニング時まで、さらに非侵襲的人工呼吸の報告がなされているが、その有用性は確立されていない。

4-6 結論

PAVは理論的に人工呼吸器と患者の同調性に優れ、呼吸の快適さにおいてもPSVより優れている。呼吸仕事量に関しても、呼吸筋負荷の増加に応じて呼吸の補助が行われる。理論的にまた生理的に優れたPAVが臨床において有用性を発揮するためには、PAVを搭載する人工呼吸器の性能を改善しなくてはならない。現在のところ、自発呼吸下での正確なメカニクスの測定と反応時間の遅れが問題である。臨床における適応と評価は今後に待たれる。

【文　献】

1. MacIntyre NR. Respiratory function during pressure support ventilation. Chest 1986 ; 89 : 677–83.
2. MacIntyre NR, Nishimura M, Usuda Y, et al. The Nagoya conference on system design and patient-ventilator interactions during pressure support ventilation. Chest 1990 ; 97 : 1463–66.
3. MacIntyre NR. Pressure support ventilation : Effects on ventilatory reflexes and ventilatory workloads. Respir Care 1987 ; 87 : 447–57.
4. Brochard L, Pluskwa F, Lemaire F. Improved efficacy of spontaneous breathing with inspiratory pressure support. Am Rev Respir Dis 1987 ; 136 : 411–5.
5. 時岡宏明. pressure support ventilationのさらなる改良と上手な使い方. 呼吸 2002 ; 21 : 456–62.
6. Yamada Y, Shigeta M, Suwa K, et al. Respiratory muscle pressure analysis in pressure-support ventilation. J Appl Physiol 1994 ; 77 : 2237–43.
7. Tokioka H, Saito S, Kosaka F. Effect of pressure support ventilation on breathing patterns and respiratory work. Intensive Care Med 1989 ; 15 : 491–4.
8. Brochard L, Rauss A, Benito S, et al. Comparison of three methods of gradual withdrawal from ventilatory support during weaning from mechanical ventilation. Am J Respir Crit Care Med 1994 ; 150 : 896–903.
9. Bonmarchand G, Chevron V, Chopin C, et al. Increased initial flow rate reduces inspiratory work of breathing during pressure support ventilation in patients with exacerbation of chronic obstructive pulmonary disease. Intensive Care Med 1996 ; 22 : 1147–54.

10. Bonmarchand G, Chevron V, Chopin C, et al. Effects of pressure ramp slope values on the work of breathing during pressure support ventilation in restrictive patients. Crit Care Med 1999 ; 27 : 715–22.
11. Tokioka H, Tanaka T, Ishizu T, et al. The effect of breath termination criterion on breathing patterns and the work of breathing during pressure support ventilation. Anesthesia & Analgesia 2001 ; 92 : 161–5.
12. Tokioka H, Kinjo M, Hirakawa M. The effectiveness of pressure support ventilation for mechanical ventilatory support in children. Anesthesiology 1993 ; 78 : 880–4.
13. Tokioka H, Nagano O, Ohta Y, et al. Pressure support ventilation augments spontaneous breathing with improved thoracoabdominal synchorny in neonates with congenital heart disease. Anesth Analg 1997 ; 85 : 789–93.
14. Tokioka H, Saito S, Kosaka F. Comparison of pressure support ventilation and assist control ventilation in patients with acute respiratory failure. Intensive Care Medicine 1989 ; 15 : 364–7.
15. Tokioka H, Saito S, Takahashi T, et al. Effectiveness of pressure support ventilation for mechanical ventilatory support in patients with status asthmaticus. Acta Anaesthesiologica Scandinavica 1992 ; 36 : 5–9.
16. Russell WC, Greer JR. The comfort of breathing : A study with volunteers assessing the influence of various modes of assisted ventilation. Crit Care Med 2000 ; 28 : 3645–8.
17. Fabry B, Guttman J, Eberhard L, et al. Automatic compensation of endotracheal tube resistance in spontaneously breathing patients. Technology and Health Care 1 : 1994 ; 281–91.
18. Fabry B, Haberthur C, Zappe D, et al. Breathing pattern and additional work of breathing patients with different ventilatory demands during inspiratory pressure support and automatic tube compensation. Intensive Care Med 1997 ; 23 : 545–52.
19. Elsasser S, Guttmann J, Stocker R, et al. Accuracy of automatic tube compensation in new-generation mechanical ventilators. Crit Care Med 2003 ; 31 : 2619–26.
20. Younes M. Proportional assist ventilation, a new approach to ventilatory support. Theory. Am Rev Respir Dis 1992 ; 145 : 114–20.
21. Younes M. Proportional-assist ventilation. In : Tobin MJ, editor. Principles and practice of mechanical ventilation. 2nd Ed. New York : McGraw-Hill Medical Publishing Division, 2006 ; 33–64
22. Younes M, Puddy A, Roberts D, et al. Proportional assist ventilation. Results of an initial clinical trial. Am Rev Respir Dis 1992 ; 145 : 121–9.
23. Navalesi P, Hernandez P, Wongsa A, et al. Proportional assist ventilation in acute respiratory failure : Effects on breathing pattern and inspiratory effort. Am J Respir Crit Care Med 1996 ; 154 : 1330–8.
24. Mols G, Vetter T, Haberthur C, et al. Breathing pattern and perception at different levels of volume assist and pressure support in volunteers. Crit Care Med 2001 ; 29 : 982–8.
25. Wrigge H, Golisch W, Zinserling J, et al. Proportional assist versus pressure support ventilation : effects on breathing pattern and respiratory work of patients with chronic obstructive pulmonary disease. Intensive Care Med 1999 ; 25 : 790–8.
26. Moles G, von Ungern-Sternberg B, Rohr E, et al. Respiratory comfort and breathing pattern during volume proportional assist ventilation and pressure support ventilation : A study on volunteers with artificially reduced compliance. Crit Care Med 2000 ; 28 : 1940–6.

27. Aslanian P, Brochard L. Proortional assist ventilation. In : Marinii JJ, Slutsky AS editors. Physiologic basis of ventilatory support. New York : Marcel Dekker 1998 : 833–46.
28. Gay P, Hess D, Hill N. Noninvasive proportional assist ventilation for acute respiratory insufficiency. Comparison with pressure support ventilation. Am J Respir Crit Care Med 2001 ; 154 : 1606–11.

（時岡宏明）

6 PEEP 設定法に strategy はあるか？

1 PEEP を付加する目的は？

PEEP（positive-end expiratory pressure：呼気終末陽圧）とは、呼気終末時の気道内圧を人工的に大気圧よりも陽圧に維持する方法である。PEEP が低酸素血症を改善することが明らかにされたのは約 70 年も前のことである。しかし、その後、約 30 年以上もの間、PEEP は臨床に用いられることはなかった。1960 年代末、PEEP は急性呼吸不全の低酸素血症の改善に有効であることが明らかにされて以来、PEEP は脚光を浴び、現在のように急性肺傷害（ALI/ARDS）を含めて広く臨床に用いられるようになった。

歴史的な経緯からも明らかなように、PEEP を付加する第 1 の目的は呼気終末における肺容量を増し、低酸素血症を改善させることにある[1]。

また、間欠的陽圧換気（IPPV）による肺胞の虚脱と再膨張の繰り返しが、肺サーファクタントを減少させ、肺胞の剪断ストレスを招き、人工呼吸器関連肺傷害（VALI）を起こすことが明らかにされている。すなわち、第二の目的は IPPV による VALI を予防することにある[1]。

喘息などの閉塞性肺疾患では内因性 PEEP（auto-PEEP）が発生している。第 3 の目的は、PEEP を付加することで内因性 PEEP による呼吸仕事量を軽減することにある[1]。

2 酸素化改善のための PEEP レベルはどう決定するか？

2-1 PEEP 付加が Pa_{O_2} と心拍出量に及ぼす作用

種々のデータによれば、PEEP を高く保つとそのレベルが高いほど呼気終末肺容量は増加する。呼気終末肺容量の増加に伴い Pa_{O_2} は上昇し、肺シャント率は減少し、換気・血流不均等は改善する[2、3]。従って、単に Pa_{O_2} だけを上昇させるのが目的であれば PEEP を高く保てばよい。

しかし、約 60 年も前に、気道内圧を陽圧に保つと静脈還流を妨げ心拍出量は減少することが明らかにされたように、PEEP が高ければ高いほど、静脈還流は障害され心拍出量は減少する[2、3]。

すなわち、PEEP が呼吸系（肺胞レベルでの酸素化）と循環系（心拍出量）に及ぼす作用は相反する。PEEP 付加に際してはこの点を常に考慮しながら利用する必要がある。

2-2 PEEP 付加が肺血管外水分量に及ぼす作用

生体内の水分は細胞内と細胞外に分布している。前者が細胞内液であり、後者が細胞外液である。細胞外液は血管内液と間質液からなる。血管内液と間質液は血管壁を介して自由な行き来をしている。肺水腫に伴う肺胞レベルでの酸素化障害の主因は上記の中の血管外水分量の異常増加による。

PEEP を付加すると肺血管外水分量が減少することが期待された。しかし、肺水腫を起こした動物で PEEP を加えても酸素化は改善するのに肺血管外水分量は変化しなかった[1]。人においても同じで、急性呼吸不全に対し PEEP を加えても肺血管外水分量は変わらなかった[1]。すなわち、肺血管外水分量の観点からは PEEP レベルを決める解答はえられないようである。

PEEP で肺血管外水分量は変化しないのに酸素化が改善するのは、前述した PEEP の高さに応じて、虚脱していた肺胞が再開通し肺胞内に再び吸入気がはいること（肺胞リクルートメントという）、呼気終末肺容量が増す過程で肺胞と肺胞を取り巻く毛細血管との間の間質内浮腫液がガス交換に関与しない間隙の方へ移動することによる、と推察されている。

2-3 PEEP 付加が酸素運搬量に及ぼす作用

肺での酸素化の目的は単に Pa_{O_2} を上昇させることではない。末梢組織が必要とする十分な酸素を末梢に供給することにある。すなわち、低酸素血症だけを防ぐのが目的でなく、組織レベルでの酸素不足、低酸素症（hypoxia）を防ぐことでもある。

そこで、最大の酸素運搬量がえられる PEEP レベルをもって最善の PEEP とする考えが生まれた。または、酸素運搬量と酸素消費量の差からなる混合静脈血酸素飽和度の最大値をもって PEEP レベルを決める考えも生まれた。

しかし、酸素運搬量測定または混合静脈血酸素飽和度測定のためには肺動脈カテーテルを挿入する必要がある。カテーテル挿入に伴う合併症の増加も危惧される。

酸素運搬量を最大にする PEEP は人工呼吸下のコンプライアンスを最大にする PEEP と一致するという研究から、人工呼吸下での最大コンプライアンスから最大酸素運搬量を推定し、PEEP レベルを決めようとする研究も行われた。しかし、この研究にはのちに異議がだされている[2, 3]。

結論として、酸素運搬量または混合静脈血酸素飽和度から PEEP レベルを決定しようとする考えは、PEEP が呼吸および循環に及ぼす影響を総合的に把握する上で意味がある。しかし、それ以上の意味はなさそうである。

3 VALI予防のためのPEEPレベルはどう決定するか？

3-1 PEEP付加が肺サーファクタントに及ぼす作用

IPPVが肺表面活性物質の低下を招き、一方PEEPが肺硬化を予防することが明らかにされたのは約50年も前のことである。IPPVにより肺胞の虚脱と再膨張を繰り返すと、肺胞内サーファクタントが不活化され、また、肺胞から気道へサーファクタントが呼出され肺胞内のサーファクタント総量も減少するようである(4)。一方、適正なPEEPを用いれば、IPPVによる肺胞サーファクタントの不活化と喪失を軽減できる。

ただし、これまでの研究からは肺サーファクタントの低下を招かないPEEPレベルを決める手がかりはえられないようである。

3-2 PEEP付加がサイトカイン産生に及ぼす作用

ラットの急性呼吸不全モデルで、1回換気量7ml/kgでPEEP3cmH_2O群（コントロール群）、1回換気量15ml/kgでPEEP10cmH_2O群（MVHP群）、1回換気量15ml/kgでPEEP0cmH_2O群（MVZP群）、1回換気量40ml/kgでPEEP0cmH_2O群（HVZP群）を比較した研究によれば、肺洗浄液中の炎症性および抗炎症性サイトカインは、HVZP群＞MVZP群＞MVHP群＞コントロール群の順に高かった(5)。PEEP10cmH_2Oは肺洗浄液中のサイトカイン増加を抑制する効果を持つようである。

ARDS患者でも約15cmH_2OのPEEPが同様の効果を持つことが明らかにされている(6)。ARDS患者で、1回換気量11±1ml/kgでPEEP7±2cmH_2O群（コントロール群）と1回換気量8±1ml/kgでPEEP15±3cmH_2O群（肺保護戦略群）を比較したところ後者では肺洗浄液中のサイトカイン増加は少なかった(6)。

ARDS肺の特徴は“炎症と透過性亢進”にある。原因が外傷であれ敗血症であれ，侵襲に伴い産生されたサイトカインなどにより肺は二次的な炎症と透過性亢進を起こす。いわゆる、肺の炎症反応症候群（pulmonary inflammatory response syndrome : PIRS）ともいうべき状態がARDSである(1)。上記の2つの研究はIPPVによる肺胞再開通と虚脱がbiotraumaを招き、高サイトカイン血症そのものがARDSを更に悪化させている可能性 を示唆する。

結論として、過大なIPPVは肺にストレスを与え肺でのサイトカイン産生を促しbiotraumaを招く。適正なPEEPを用いればこれを軽減できる可能性がある。

3-3 PEEP付加が圧―容量曲線に及ぼす作用

急性呼吸不全患者の静肺コンプライアンスからみた圧―容量曲線には下屈曲点（lower inflection point : LIP）と上屈曲点（upper inflection point : UIP）がある。現在まで、

LIPは、虚脱した末梢気道と肺胞の表面張力を打ち負かし、気道および肺胞を再開通させるために必要な最低の圧を示す点であると信じられてきた。すなわち、LIPで主に肺胞リクルートメントが起きると信じられてきた。

しかし、CT画像で観察すると、肺胞リクルートメントはLIPで主に起きるのでなく、圧—容量曲線の全経過を通して起きている(7)。LIPは肺胞リクルートメントの単なる通過点でしかない。UIPより高い部分でも肺胞リクルートメントは起きている。

肺組織が開通するのに、虚脱肺のある部位では数 cmH_2O の開通圧で十分であったが、他の部位では $60cmH_2O$ 以上もの開通圧を必要とした(7)。ARDS患者において1回換気量を10ml/kgに固定した状態でPEEPを0～$20cmH_2O$ に変化させた場合の換気分布をCTで調べたところ、PEEPを高くすればするほど、換気分布が均等となった(7)。PEEPを高くする過程で下側の虚脱した肺が開通し、ガス交換が行われるようになったことを示唆する。圧—容量曲線のS状カーブは肺全体からみた開通圧が単に正規分布を呈しているだけのことを意味する。LIPやUIPはこの正規分布の曲がり部分を見ているだけにすぎない。

すなわち、ALI/ARDSで肺胞虚脱を全く起こさないレベルを最適なPEEPレベルと考えると、非現実的な $60cmH_2O$ 以上もの圧が必要となる。

3-4 PEEP付加による肺胞リクルートメントの不均一性の問題

Open lung strategyとは肺胞を開いたままで換気することで、肺胞の再開通と虚脱に伴う剪断ストレスを軽減し人工呼吸による急性肺損傷を予防しようとする概念である(8)。肺保護換気（lung protective-ventilation strategy）という言葉は、肺過膨張を避ける意味での1回換気量を制限（<10ml/kg）した人工呼吸を意味する場合とopen lung strategyそのものを意図して使われることもある。

肺胞はわずかな圧迫や重みで縮小するため虚脱し易い。健常人においても、立位での肺胞径には肺尖部と肺底部では約5倍の差がある。すなわち、立位では肺尖部の肺胞径を1とすると肺底部は1/5となる。仰臥位では腹側と背側での肺胞径には約3倍の差がある。すなわち、仰臥位では腹側の肺胞径を1とすると背側は1/3となる。上記の現象は肺組織自体の重量で下側の肺胞が圧迫され縮小するため生じると推察される。

ALI/ARDS患者の仰臥位CT画像を観察すると、健常者に認められる所見が極端な形で観察される。すなわち、腹側のCT画像はほぼ正常であるのに、中央部はスリガラス状であり、背側は融合を主とする。すなわち、ALI肺は形態学的に均質な病変ではない(7、9)。ALI肺では腹側から背側に向かうほど肺の陰影密度が増加するのは、ALIに伴い重くなった肺組織自身で下側肺が圧迫され、肺虚脱を起こしたことが主因と考えられる(7)。

PEEPにより虚脱した肺組織を開通させるには、肺組織で虚脱させた圧に打ち勝つだけの気道内開通圧と液体で満たされた肺胞の表面張力に打ち勝つだけの力が必要となる(7)。

例えば、肺組織自身の荷重による圧迫により生じた下側肺の肺虚脱では背側肺にかかっている重力に打ち勝つ高い PEEP を必要とする(7)。一方、中間部分の肺は背側ほど高い PEEP を必要としない。腹側の肺は更に低い PEEP で肺胞は開通すると考えられる。

すなわち、PEEP による肺胞リクルートメントには不均一性がある。PEEP により上側の肺胞は開通しやすいが、下側の肺胞は開通しがたい。または、PEEP には、下側の肺胞は虚脱したままで上側の肺胞を過膨張させる可能性がある。更に、詳しく述べると、肺組織自体の重量以外の圧が付加されている心臓の背部や横隔膜直上部の圧迫性肺胞虚脱部に対しては、さらなる高い PEEP 圧が必要となる。

3-5 PEEP 付加による肺胞リクルートメントの個人差の問題

PEEP により肺胞が再開通する程度は患者毎のばらつきが大きい。PEEP による肺胞リクルートメントの程度は、肺炎などを原因とする直接的 ALI による肺性 ARDS（pulmonary ARDS）か敗血症などによる間接的な ALI による肺外性 ARDS（extrapulmonary ARDS）かによって異なり(10)。肺性 ARDS のほうがより高い PEEP を必要とする(10)。

PEEP による肺胞リクルートメントの個人差は肺性 ARDS と肺外性 ARDS だけでは説明できない(11)。もともと、ALI の原因や重症度は患者毎に異なる。異なった原因と異なった重症度である ALI に対して肺胞リクルートメント効果に個人差がみられるのは当然である。

この個人差を見分けるために、45cmH_2O もの高い PEEP を加え、再開通の程度を CT 画像で評価し、PEEP に反応しやすい ALI と反応しにくい ALI に区別し、反応しやすい ALI には高めの PEEP を、反応しにくい ALI には低めの PEEP を設定しようとする意見もある(12)。しかし、PEEP レベルを CT 画像で判断するのは論理的でない(13)。CT 画像は PEEP に伴う呼気終末肺容量の増加を単に画像としてとらえているだけである。むしろ PEEP 付加による呼気終末肺容量の増加が Pa_{O_2} の上昇を招くことに着目し、高めの PEEP 付加で Pa_{O_2} が上昇するものは PEEP に反応しやすい ALI と考え高い PEEP を保ち、一方、PEEP を付加しても Pa_{O_2} が上昇しない場合は PEEP に反応しにくい ALI と考え、高い PEEP の付加を避けるのも一案である(13)。ただし、このような strategy が VALI 予防に本当に意味があるかについては今後の研究が必要である。

4 COPD における呼吸仕事量軽減のための PEEP レベルはどう決定するか？

自然呼吸または人工呼吸下で呼気終末時の肺胞内圧が自然に陽圧に維持される状況を内因性 PEEP（intrinsic PEEP）という。auto-PEEP、occult PEEP、inadvertent PEEP、endogenousPEEP、internalPEEP ともいう(14)。これに対して、通常の PEEP は external

PEEP と区別して呼ぶ。

内因性 PEEP は、肺組織の弾力の減少、呼気抵抗の増加や内因性の呼気流量制限などの肺自身の問題以外に、人工呼吸器の設定法、例えば、過大な 1 回換気量、換気回数の増加や inverse ratio ventilation などによる呼気時間の短縮、機械的な呼気流量制限でも発生する。内因性 PEEP がない人はわずかな吸気陰圧によって人工呼吸器のトリガーは円滑に作動する。しかし、内因性 PEEP を伴う人はトリガー時にこの内因性 PEEP に打ち勝つ吸気努力を必要とする。内因性 PEEP がある患者は努力呼吸を強いられ、呼吸仕事量は増加し、疲弊することになる。

結論として、内因性 PEEP を有する患者では内因性 PEEP とほぼ等しい PEEP レベルを設定すれば、患者の呼吸仕事量を軽減できることが示唆される。しかし、内因性 PEEP レベルは病態の改善または悪化により変化する。呼吸仕事量軽減のために PEEP レベルを設定する際は、患者毎にまた病態の推移に応じて内因性 PEEP を評価し、PEEP 設定を変更する必要がある。

5 おわりに

PEEP 設定法の strategy については議論が多い。酸素化改善のための PEEP、VALI 予防を目的とした PEEP、COPD における呼吸仕事量軽減を意図する PEEP において、そのレベルは同じでない。ある一つの目的のために付加した PEEP は他の目的には最適でないかもしれない。Pa_{O_2} を最大にし、肺胞の過膨張と虚脱を避け、肺胞リクルートメントを確実に行い、PEEP による副作用を最小限にする PEEP 設定法があればよいが、現実には存在しない。

ALI 患者に 1 回換気量を 6ml/kg 規定し、高い PEEP と低い PEEP を比較した無作為試験では、救命率を含めて両 PEEP 間に有意差を認めていない(14)。

酸素化改善のための PEEP については、高濃度酸素吸入による肺酸素中毒をさけながら（吸入酸素濃度を 60％以下）、低酸素血症を回避できる必要最低の PEEP（< 10cmH₂O）を通常は用いることが多い。VALI 予防には PEEP は不可欠であり、VALI を起こす大きな 1 回換気量（>10ml/kg）または高いプラトー圧（>30cmH₂O）は用いてはならない。呼吸仕事量軽減のための PEEP については更なる研究が不可欠である。

PEEP も含め人工呼吸は、本来、両刃の剣である。できる事ならば ALI/ARDS の回復を促進させる人工呼吸法の開発が望まれる。結局のところ PEEP 設定法の strategy については、まだまだ、多くの研究成果の入手が不可欠なようである。

【文　献】

1. 岡元和文，今村　浩，関口幸男．急性呼吸不全における最良の PEEP．日集中医誌 2003；10：155–63.
2. Lichtwarck-Aschoff M, Hedlund AJ, Nordgren KA, et al. Variables used to set PEEP in the lung lavage model are poorly related. Br J Anaesth. 1999；83：890–7.
3. Lichtwarck-Aschoff M, Mols G, Hedlund AJ, et al. Compliance is nonlinear over tidal volume irrespective of positive end-expiratory pressure level in surfactant-depleted piglets. Am J Respir Crit Care Med 2000；162：2125–33.
4. 岡元和文，勝屋弘忠．気道内圧の問題—加圧人工呼吸による肺の急性臓器障害—．臨床麻酔 1985；9：1469–76.
5. Tremblay L, Valenza F, Ribeiro SP, et al. Injurious ventilatory strategies increase cytokines and c-fos m-RNA expression in an isolated rat lung model. J Clin Invest 1997；99：944–52.
6. Ranieri VM, Suter PM, Tortorella C, et al. Effect of mechanical ventilation on inflammatory mediators in patients with acute respiratory distress syndrome：a randomized controlled trial. JAMA 1999；282：54–61.
7. Gattinoni L, Caironi P, Pelosi P, et al. What has computed tomography taught us about the acute respiratory distress syndrome? Am J Respir Crit Care Med 2001；164：1701–11.
8. Amato MB, Barbas CS, Medeiros DM, et al. Effect of a protective-ventilation strategy on mortality in the acute respiratory distress syndrome. N Engl J Med 1998；338：347–54.
9. Rouby JJ, Puybasset L, Nieszkowska A, et al. Acute respiratory distress syndrome：lessons from computed tomography of the whole lung. Crit Care Med 2003；31：S285–95.
10. Gattinoni L, Pelosi P, Suter PM, et al. Acute respiratory distress syndrome caused by pulmonary and extrapulmonary disease. Different syndromes? Am J Respir Crit Care Med 1998；158：3–11.
11. Thille AW, Richard JC, Maggiore SM, et al. Alveolar recruitment in pulmonary and extrapulmonary acute respiratory distress syndrome：comparison using pressure-volume curve or static compliance. Anesthesiology. 2007；106：212–7.
12. Gattinoni L, Caironi P, Cressoni M, et al. Lung recruitment in patients with the acute respiratory distress syndrome. N Engl J Med 2006；354：1775–86.
13. Slutsky AS, Hudson LD. PEEP or no PEEP -Lung recruitment may be the soluteion. N Engl J Med 2006；354：1839–41.
14. Brower RG, Lanken PN, MacIntyre N, et al. Higher versus lower positive end-expiratory pressures in patients with the acute respiratory distress syndrome. N Engl J Med 2004；351：327–36.

（岡元和文、望月勝徳）

7 PEEPが禁忌となる病態は存在するか？

1 はじめに

呼吸不全の救世主となるべき人工呼吸そのものが急性肺損傷の原因となり死亡率を増加させうるという事実が明らかにされて以来、肺を保護するための換気法についてさまざまな研究が行われてきた。そしてその多くがPEEPの重要性について言及している。PEEPの目的は肺気量の維持、いいかえれば肺胞が虚脱するのを防ぐことである。肺保護換気戦略と呼ばれる、人工呼吸器関連肺損傷の防止策の基本戦略に適切なPEEP設定が盛り込まれていることは、すでに広く知られた事実である。しかし、臨床的にはPEEPが有害なものとして「理不尽に」扱われる現場にしばしば遭遇する。本稿ではPEEPが禁忌となる病態について解析する。

2 PEEPの生理学的影響

肺や呼吸運動に対しPEEPはdependent regionの開通維持、呼気終末の肺気量維持、肺内シャント率減少、酸素化改善をもたらす。COPDにおいては脆弱な末梢気道の開通を補助する効果がある。しかし、時にはnon-dependent regionの過膨張をもたらし、気腫状に変化した部分が咳やファイティングにより破裂する圧損傷の可能性も秘めている。COPDではauto-PEEPを助長し、呼出障害を悪化させる原因になりえる。

一方、PEEPは胸腔内圧を上昇させ、その結果静脈還流抑制、血圧低下、心拍出量減少を生じる。前負荷の低下が著しい患者ほどより強い影響が認められる。心拍出量低下は臓器血流を減少させるので腎では尿量低下が生じる。さらにPEEPは腎血流分布変化、アルドステロン・ADH分泌増加などを起こすことによっても尿量減少をもたらす。胸腔内圧上昇は頭蓋内圧上昇、脳潅流圧（CPP）低下の原因となる可能性がある。また、呼気時に抵抗となるのでCO_2排出を抑制し、高二酸化炭素血症をもたらす。高二酸化炭素血症は血管拡張を起こすのでこれも頭蓋内圧亢進の原因となりえる。

3 PEEPの悪影響は対処不能か？

前項で指摘したPEEPの悪影響は対処不能で必ず不利益をもたらすのだろうか？

PEEPの作用の内でもっとも嫌われている血圧低下の多くは、前もって十分な輸液負荷が行われていないことが真の原因である。筆者らは敗血症性ARDSの初期治療には、通常APRV25〜30cmH$_2$Oにより人工呼吸を行っている。この場合、換気時間の90〜95%は25〜30cmH$_2$OのPEEPで維持されている。脱水の激しい症例に対しては、時に数時間で3〜5Lの輸液負荷が必要となることもあるが、これは重症敗血症症例に対するearly-goal directed therapy(1) ならびにsurviving sepsis campaign guideline(2) に従った結果であり、通常は0.5〜1Lの膠質輸液負荷だけで十分に循環は維持される。またこの程度の輸液は、上記の換気戦略を用いていれば酸素化の悪化をもたらさない（すでに十分低下しているがそれ以上には悪化しない）。そこで筆者の施設ではPEEPが循環抑制の原因となるという認識は存在しない。むしろ、心不全心ではPinskyらが提唱するように、PEEP付加により右室の前負荷減少、左室の後負荷減少効果による心機能改善が見込まれる(3)。

脳領域では前述のとおりPEEPにより静脈圧が上昇し、CPPが低下するといわれてきた。そこでPEEP付加を絶対禁忌とする施設も多い。しかし、最近の研究でPEEPはICPそのものには影響しないとの結果も報告されている。重症頭部外傷患者における検討ではPEEPを5、10、15cmH$_2$Oと増加させてもICPならびにCPPはともに変化しなかった(4)。また、主として脳梗塞患者で検討した研究ではPEEP（4、8、12cmH$_2$O）により平均動脈圧が減少した症例では、CPPが減少したがICPは変化していなかった(5)。ICP増加への影響はPEEPよりもCO_2上昇の方がより大きかった(6)。

ただし、循環器領域でも脳領域でもPEEPによる血圧低下に対処するために輸液負荷を行えない場合は、PEEPの使用は制限される

4 重症例におけるPEEPの重要な効果

RanieriらはPEEPによる肺保護換気による多臓器不全の防止について臨床研究を行った(7)。換気条件は、従来型換気群と肺保護群ではそれぞれ1回換気量は11.1対7.6ml/kg、PEEPは6.5±1.7対14.8±2.7cmH$_2$Oであった。その結果、28日目死亡率は従来型58%対肺保護群38%であった。同じ研究において後向きに22名の患者で臓器障害を調べたところ(8)、従来型では当初3例しかなかった腎機能障害例が72〜96時間後に19例に増加したのに対し、肺保護群では4例のまま変化せず、両群間に有意な差があった。肝機能障害も人工呼吸開始時、従来型にはなく、肺保護群では2例に見られたが、72〜96時間後には従来型では5例と増加し、一方肺保護群は1例に減少した。Ranieriらの肺保護戦略は、

換気量だけを比較すれば換気量制限の有効性が示せなかったStewartやBrochardが行った臨床研究とほぼ同じである（7.0、7.1ml/kg）が、PEEPはそれぞれ（8.6、10.7cmH_2O）でありより高く設定されている。

動物研究では[9]塩酸誤嚥肺モデルのウサギ24羽を8時間人工呼吸し、PEEP9〜12cmH_2Oと0〜3cmH_2Oを比較したところ、アポトーシスは腎細胞で2対11、小腸絨毛細胞では1対8といずれも高いPEEPを使用した動物で臓器不全が少なかった。

このようにPEEPは単なる酸素化改善のためだけではなく、ICU領域で重要な臓器不全防止において有効な手段と考えられる。これは決して見逃すことができない効果であり、重症例におけるPEEPの役割はきわめて大きい。

5 結論

以上より、PEEPが禁忌の病態があるとすれば、それは輸液負荷で対処できない体血圧や心拍出量の減少が、PEEPにより生じる状態であろう。そのような状況は急速に生じたのではなく、ある時間をかけて完成された状況と筆者は考える。PEEPを適応しにくい症例は少なくないだろうが、このような症例ではPEEPそのものは禁忌ではなく、どの程度PEEPを付加するかが重要である。肺に最適なPEEPが別の臓器には適切でない、という状況は起こりえる。その場合も別の臓器に影響を与えにくいPEEPレベルを選択しなおかつ肺にメリットがあるのなら、PEEPは使用すべきであろう。

【文　献】

1. Rivers E, Nguyen B, Havstad S, et al. Early goal-directed therapy in the treatment of severe sepsis and septic shock. N Engl J Med 2001 ; 345 : 1368–77.
2. Dellinger RP, Carlet JM, Masur H, et al. Surviving Sepsis Campaign guidelines for management of severe sepsis and septic shock. Crit Care Med 2004 ; 32 : 858–73.
3. Pinsky MR. Cardiovascular effects of ventilatory support and withdrawal. Anesth Analg 1994 ; 79 : 567–76.
4. Huynh T, Messer M, Sing RF, et al. Positive end-expiratory pressure alters intracranial and cerebral perfusion pressure in severe traumatic brain injury. J Trauma 2002 ; 53 : 488–92 ; discussion 92–3.
5. Georgiadis D, Schwarz S, Baumgartner RW, et al. Influence of positive end-expiratory pressure on intracranial pressure and cerebral perfusion pressure in patients with acute stroke. Stroke 2001 ; 32 : 2088–92.
6. van Hulst RA, Hasan D, Lachmann B. Intracranial pressure, brain PCO_2, PO_2, and pH during hypo- and hyperventilation at constant mean airway pressure in pigs. Intensive Care Med 2002 ; 28 : 68–73.
7. Ranieri VM, Suter PM, Tortorella C et al. Effect of mechanical ventilation on inflammatory

mediators in patients with acute respiratory distress syndrome : a randomized controlled trial. JAMA 1999 ; 282 : 54–61.
8. Ranieri VM, Giunta F, Suter PM, et al. Mechanical ventilation as a mediator of multisystem organ failure in acute respiratory distress syndrome. Jama 2000 ; 284 : 43–4.
9. Imai Y, Parodo J, Kajikawa O et al. Injurious mechanical ventilation and end-organ epithelial cell apoptosis and organ dysfunction in an experimental model of acute respiratory distress syndrome. Jama 2003 ; 289 : 2104–12.

（小谷　透）

8 2相性気道内陽圧はPEEP付加よりよいか？

1 2相性気道内陽圧（biphasic positive airway pressure）とは

2相性気道内陽圧（biphasic positive airway pressure）は高いレベルのCPAP（pressure high : Phigh）と低いレベルでのCPAP（pressure low : Plow）をタイムサイクルで繰り返す人工呼吸である（**図1**）。BIPAPの特徴は、自発呼吸をベースにした呼吸モードであり、全サイクルを通じて自発呼吸を自由に行えるところにある。また、仮に自発呼吸が弱まったり、消失したりしても2つの陽圧レベルの切り替えによって換気を確保することができ、PhighからPlowへの過程で呼息が可能である。自発呼吸がない場合にはいわゆるタイムサイクルのpressure control ventilation（PCV）として作用する。airway pressure release ventilation（APRV）もBIPAPと同等の換気モードであるが、Plowの時間（Time low : Tlow）を1.5秒以下に短縮して肺胞の虚脱を防止し、酸素化を確保する目的で適用される[1]（**図2**）。本稿ではBIPAPとAPRVを区別して述べていくが、ほぼ

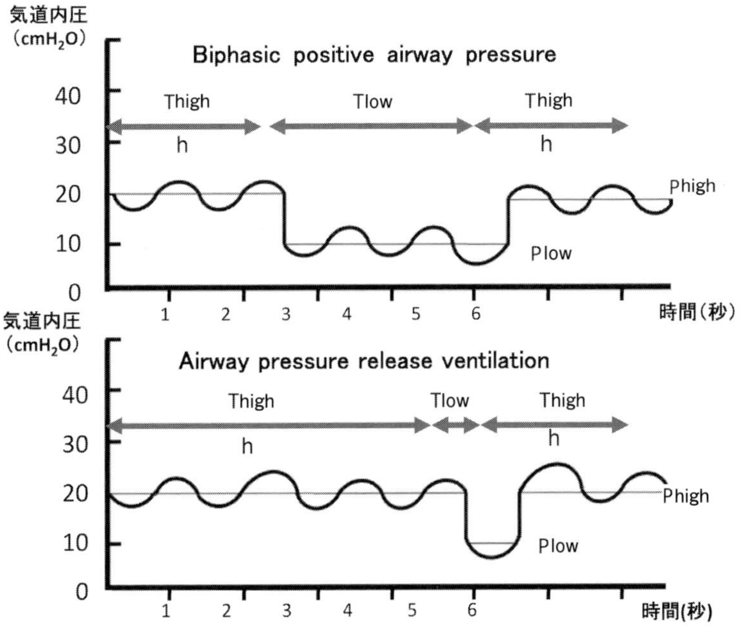

図1　BIPAP（上）とAPRV（下）の気道内圧曲線

BIPAP : Phigh=20、Plow=5、Thigh=2.2sec、Tlow=2.8sec

APRV : Phigh=20、Plow=5、Thigh=4.5sec、Tlow=0.8sec

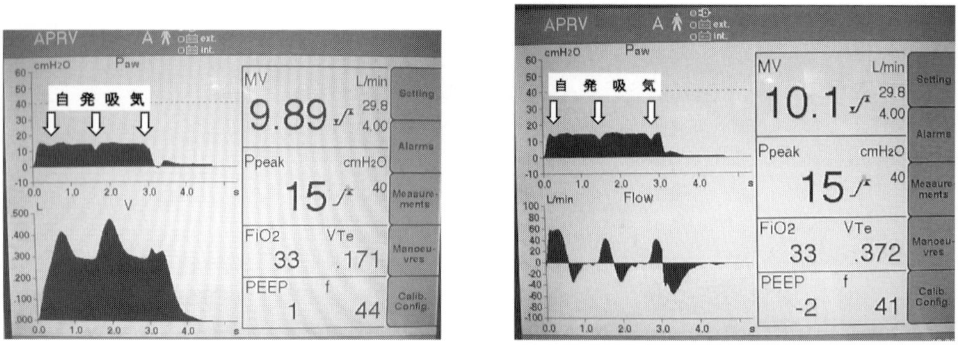

図２　74 歳男性。肝膿瘍による ARDS に対する APRV

A：気道内圧曲線と換気量曲線、B：気道内圧曲線とフロー曲線

設定は Phigh＝15cmH₂O、Plow＝1cmH₂O、Thigh＝3.5sec、Tlow＝1.5sec

Phigh において吸気フロー曲線で自発呼吸特有のサインカーブを観察できる。この症例はウィーニング過程にあり、Phigh は 15cmH₂O まで低下させている。

同義語として扱っている個所もあるのでご了承いただきたい。BIPAP を施行できる人工呼吸器は各社から供給されており、メーカーにより呼称が異なるので注意が必要である。BIPAP はドレーゲル社（Dräger Medical Inc. Lübeck, Germany）のエビタ/ザビーナのモードとして定着しているが、その他のメーカーでも、Bi-Vent™（サーボ：Maquet Critical Care, Sweden）、BiLevel™（ピューリタンベネット：Nellcor Puritan Bennett LLC, CA, USA）、DuoPAP™（ハミルトンガリレオ：Hamilton Medical AG, Switzerland）といった名称で呼ばれている。また人工気道を介さない非侵襲的陽圧換気である bilevel positive airway pressure（BiPAP：Respironics Inc, PA, USA）とは区別しておく必要がある。

2　BIPAP の生理的効果

BIPAP は自発呼吸の生理的特性を生かした換気モードである。BIPAP は自発呼吸を妨げずに気道内に陽圧を付加するので、通常の陽圧換気にはない自発呼吸特有の生理的効果を期待することができる。すなわち、通常の調節換気と比較して、①換気分布をより均等に保てる[2, 3]、②循環抑制が少ない[4, 5]、③鎮静薬の使用量を軽減できる[5-7]、といった特徴に加え、他の部分的補助換気と比較しても、④人工呼吸器との不同調（asynchrony）が少ない点が特徴である。

筋弛緩下での調節換気の欠点として、気道内から陽圧をかけるため、ガスの分布が肺血流の少ない非下側肺に偏りがちになり、その結果、換気血流不均等を招きやすくなることが挙げられる（**図 3**）。その点、BIPAP では自発呼吸があればそのような弊害を軽減できる可能性がある。また、自発呼吸の存在は心機能が正常であれば静脈還流を促進し、心拍

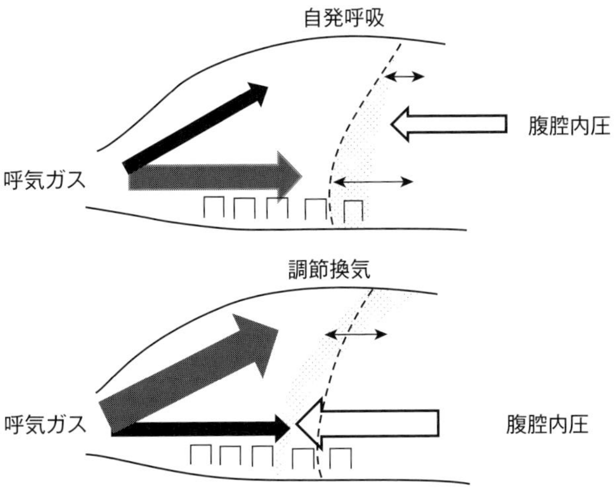

図３　自発呼吸（上）と調節換気（下）における吸気分布（黒矢印）

網掛け部分は横隔膜面での肺の容積の変化、点線は自発呼吸時における終末呼気時の横隔膜レベル、白矢印は腹腔内圧（腹腔からの圧力）
自発呼吸では吸気は肺血流の多い下側肺に優位に分布する。一方、横隔膜の弛緩した状態での調節換気では、下側肺は腹腔内圧の影響を相対的に大きく受け、吸気は非下側肺に優位に分布する。

出量の維持が期待でき、酸素運搬能にも好影響をもたらす[8]。BIPAP 施行可能な人工呼吸器では２つの CPAP の切り替えと、患者の吸気と呼気とのタイミングをデマンドバルブでうまく調整するので、圧の切り替え時にも人工呼吸器との同調がスムースとなり楽に呼吸ができる。

3　BIPAP と他の換気モードとの比較

自発呼吸を生かした他の補助換気モードとの違いはあるのだろうか？心臓術後患者で BIPAP と pressure support ventilation（PSV）、synchronous intermittent mandatory ventilation（SIMV）の３つのモードを比較検討した研究では[8]、換気血流分布や循環動態はいずれも同等であるが、最高気道内圧は SIMV で、シャント率は APRV でそれぞれ他の２つのモードに比して有意に高くなる。しかし、死腔率は APRV で有意に低いことが示されている。

一方 Putensen ら[4] は 24 例の ARDS 患者に対して PSV、APRV（自発呼吸あり）、APRV（自発呼吸なし）を適用し、自発呼吸を残した APRV では他のモードと比較して有意に心拍出量や Pa_{O_2}、混合静脈血酸素飽和度が高く、肺血管抵抗も低いことを示した。

また不活性ガス排泄法による肺血流分布の測定も行っているが、自発呼吸ありのAPRVでは正常換気血流比領域（$0.1<V_A/Q<10$）の増加をもたらし、自発呼吸のないAPRVと比較して有意にシャント率が低下することを示している（**図4**）。

PEEPを付加した通常の調節換気（continuous positive pressure ventilation : CPPV）との比較でも循環の維持の面で優れているという報告が多い。Räsänenは、CPPVとAPRVとをイヌのオレイン酸肺傷害で比較し、CPPVの方がシャント率は低いが（15±7% vs 29±11%）、心拍出量や血圧の低下をもたらすため、結果的にはCPPVはAPRVに比べて酸素運搬能が低下するとしている（251±54ml/min vs 394±73ml/min）[(10)]。ブタの肺洗浄による急性肺傷害モデルでBIPAPとPCVを比較した研究でも、同じ肺内外圧差（transpulmonary pressure）になるよう設定した場合、酸素化能は両者とも同等であり、BIPAPのほうが心拍出量が高く保たれ、酸素運搬能が改善することが示されている[(11)]。ブタのオレイン酸肺肺傷害での終末呼気肺容量を調べた研究では[(2)]、自発呼吸を温存したBIPAP（I/E比＝1：1、換気回数＝15回/分）の方が、自発呼吸のないBIPAP

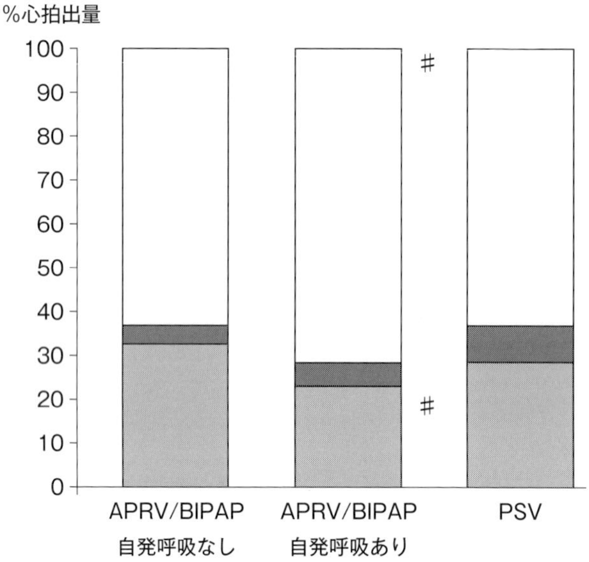

図4　ARDS患者に対するBIPAP/APRV（自発呼吸なし）、BIPAP/APRV（自発呼吸あり）、PSVが換気血流分布（V_A/Q）に与える影響

□：正常V_A/Q比（$0.1<V_A/Q<10$）、■：低V_A/Q比（$0.005<V_A/Q<0.1$）、■：シャント（$V_A/Q<0.005$）

自発呼吸のあるBIPAP/APRVでは自発呼吸のない場合に比べて、有意にシャントが減少し、正常V_A/Q領域も増加している。

（文献1　Putensen C, Wrigge H : Clinical review-biphasic positive airway pressure and airway pressure release ventilation. Crit Care 2004 ; 8 : 492-7より引用、オリジナルは文献4のデータ）

に比べて肺容量や含気が保たれ（**図5**）、シャント率も低く末梢への酸素運搬能が高い。このように、自発呼吸を生かしたBIPAP/APRVは他の補助換気モードや調節換気モードと比較して心拍出量を維持し、換気血流比を改善し、末梢への酸素供給の面でも有利であるといえる。

4 BIPAPの設定法の要点

ARDSに対する換気戦略として、酸素化の確保は最優先の課題である。しかし、人工呼吸そのものによる肺傷害（ventilator-associated lung injury : VALI）についても予後を左右する大きな因子となりうるため考慮しなければならない。1回換気量を6ml/kg程度に抑えて肺胞の過伸展を防ぐことと、PEEPにより肺胞虚脱を防ぎ、肺胞や末梢気道へのずり応力が作用するのを防ぐことはVALIを軽減する上での重要なポイントといえる[12]。ARDSに対するBIPAP/APRVは気道内圧を制御しつつ肺胞を拡張させるので、open lung approachやhigh frequency oscillation（HFO）と並んで肺保護換気の一つになりうる。現在のところARDSに対するBIPAP/APRVの臨床研究は高々数十例程度の小規模のものが多く、予後の改善を裏付ける根拠は十分ではない。しかし先述の生理学的な特徴を生かし呼吸循環動態に好影響がもたらされれば、一つの有望な換気モードになるかもし

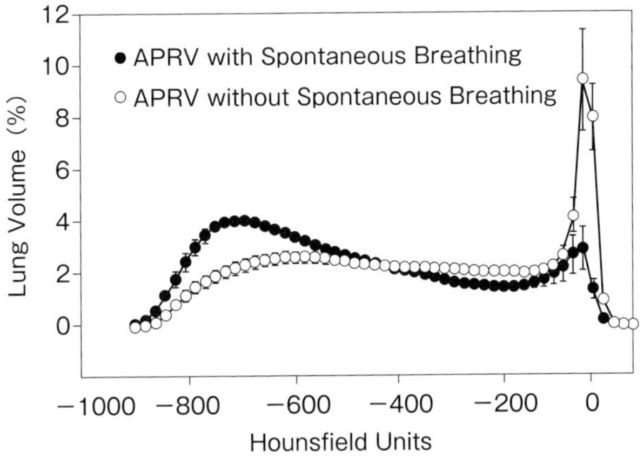

図5 ブタオレイン酸肺傷害でのラセンCT解析を用いたHounsfield unit（HU）分布–APRV（自発呼吸あり）とAPRV（自発呼吸なし）の比較

APRV（自発呼吸なし）では含気のない肺領域（HU=0）、すなわち無気肺が有意に増加している。

（文献2 Wrigge H, Zinserling J, Neumann P, et al : Spontaneous breathing improves lung aeration in oleic-acid induced lung injury. Anesthesiology. 2003 ; 99 : 376より引用）

れない。PV カーブ上のコンプライアンスの最も高いレベルならば、自発呼吸の呼吸仕事量も軽減させることもできるはずである。ARDS に対する BIPAP の圧設定法は確立されているわけではないが、① Phigh と Plow をそれぞれ upper inflection point と lower inflection point の間に設定する（**図 6**）、② inflection point が明らかでない場合には、Phigh を 30cmH_2O に、Plow を 0–10cmH_2O に設定する、③ PCV あるいは他の陽圧換気モードから変更する場合には、そのモードでの平均気道内圧を上回る圧やプラトー圧を目標に Phigh を設定する、などがある。**表 1** には Habashi ら[13] の推奨する APRV の設定法を示す。肺病変が拘束性か閉塞性かで Tlow を調整し、肺容量やチューブサイズも参考にする必要がある。

通常の陽圧換気では終末呼気の肺胞虚脱を防止する目的で PEEP を加えるが、BIPAP/APRV では高い CPAP で自発呼吸を行わせて肺胞虚脱を防止し、不足する換気量を圧解除によって補うという考え方である。したがって ARDS のような虚脱肺病変で酸素化の確保が課題となっている症例では、Thigh（Phigh の時間）を長くし Tlow（Plow の時間）を極力短く設定する（APRV）。Tlow が短ければ autoPEEP が働き、呼出時の肺胞虚脱を防止することができ、酸素化が保たれる。Habashi らは、Tlow をフロー曲線上でピークフローから 40～50％低下したところで Phigh に移行するよう設定することと、肺胞の虚脱と再開通の繰り返しによる shear stress を軽減するために Plow の頻度を減らすことを

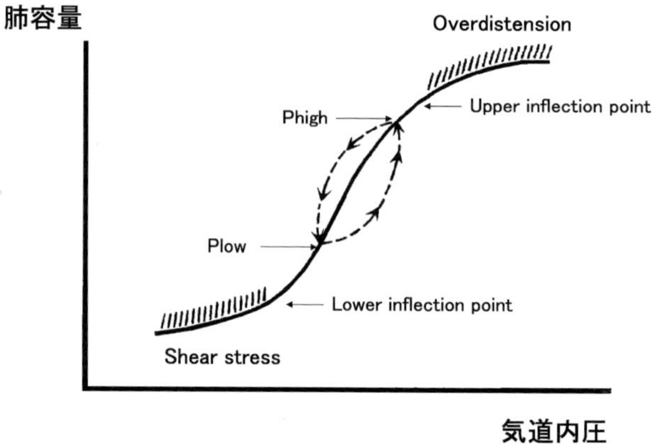

図 6　ARDS 肺における pressure volume curve と屈曲点（inflection point）

ARDS のようなコンプライアンスの低下した肺では ventilator associated lung injury の防止が重要で、肺胞の過伸展と肺胞の虚脱と再開通に働くずり応力（shear stress）を防ぐような気道内圧設定を心がける。BIPAP の Phigh,Plow の設定についてもそれぞれ upper inflection point と lower inflection point を基準にするの間になるよう設定する。

（文献 14　Frawley PM, Habashi NH : Airway pressure release ventilation : theory and practice. AACN 2001 ; 12 : 234–246 より引用）

表1　APRVの設定法（成人）（文献13より引用）

	新規の挿管患者	通常の陽圧換気からの変更	HFOからの変更
Phigh	望ましいプラトー圧 (20–35cmH_2O)	VCVではPplat PCVではPpeak	平均気道内圧＋2–4cmH_2O
Plow	0cmH_2O	0cmH_2O	0cmH_2O
Thigh	4–6secs	4–6secs	4–6secs
Tlow	0.2–0.8secs（拘束性肺病変） 0.8–1.5secs（閉塞性肺病変）	0.2–0.8secs（拘束性肺病変） 0.8–1.5secs（閉塞性肺病変）	0.2–0.8secs（拘束性肺病変） 0.8–1.5secs（閉塞性肺病変）

注：＊1　低コンプライアンスあるいは肥満患者ではPhigh＞35cmH_2Oとなる

＊2　Phigh＞25cmH_2Oでは低コンプライアンスの呼吸回路を用いること

VCV : volume control ventilation、PCV : pressure control ventilation、HFO : high frequency oscillation.、Pplat : プラトー圧、Ppeak : ピーク気道内圧

推奨している[14]。

ウィーニング時にはPhighを下げながらThighを延長させていき（drop and stretch technique）、自発呼吸を促していく[15]。分時換気量のうち自発呼吸による分時換気量の占める割合が十分に増えれば、CPAPあるいはpressure support ventilation（PSV）に変更できる。

5　まとめ　―　BIPAPはPEEP付加よりよいか？

自発呼吸を温存している限り、BIPAPは循環動態、呼吸仕事量、換気血流比の面でPEEPを付加した調節換気よりも優れているといえる。ピークの気道内圧を抑えることができるので、VALIの防止にも有用である。さらに使用する鎮静薬の量が少なくてすむのもBIPAP/APRVの利点である。ARDSに対してとられるlow tidal volume ventilationでは、高二酸化炭素血症をきたし、人工呼吸器との同調を得るために、鎮静薬に加えて筋弛緩薬の投与が必須になる欠点がある。BIPAP/APRVではおなじBIS値（＝70）を保つのに必要なロラゼパムやミダゾラムの投与量はinverse ratio ventilationよりも32%少ないという報告や[5]、鎮静としてミダゾラムを必要とした症例が調節換気を施行した群よりも有意に少なかったとする開心術後での報告がある[7]。自発呼吸を温存するために鎮静薬を減らし、BIPAP/APRVで楽に自発呼吸ができれば鎮静薬も必要量が減らせるといった好循環のサイクルに乗ればウィーニングに有利であり、人工呼吸期間やICU滞在日数を縮小できるかもしれない。また軽い鎮静で気道反射が維持されれば、人工呼吸器関連肺炎の減少にもつながることが期待されよう。

【文 献】

1. Putensen C, Wrigge H. Clinical review-biphasic positive airway pressure and airway pressure release ventilation. Crit Care 2004 ; 8 : 492–7
2. Wrigge H, Zinserling J, Neumann P, et al. Spontaneous breathing improves lung aeration in oleic-acid induced lung injury. Anesthesiology. 2003 ; 99 : 376
3. Valentine DD, Hammond MD, Downs JB, et al. Distribution of ventilation and perfusion with different modes of mechanical ventilation. Am Rev Respir Dis 1991 ; 143 : 1262–6
4. Putensen C, Mutz NJ, Putenses-Himmer G, et al. Spontaneous breathing during ventilatory support improves ventilation-perfusion distributions in patients with acute respiratory distress syndrome. Am J Respir Crit Care Med. 1999 ; 159 : 1241
5. Kaplan LJ, Bailey H, Formosa V. Airway pressure release ventilation increases cardiac performance in patients with acute lung injury/adult respiratory distress syndrome. Critical Care. 2001 ; 5 : 221–226.
6. Putensen C, Zech S, Wrigge H, et al. Long term effects of spontaneous breathing during ventilatory support in patients with acute lung injury. Am J Respir Crit Care Med. 2001 ; 164 : 43–49
7. Rathgeber J, Schorn B, Falk V, et al. The influence of controlled mandatory ventilation (CMV), intermittent mandatory ventilation (IMV) and biphasic intermittent positive airway pressure (BIPAP) on duration of intubation and consumption of analgesics and sedatives. A prospective analysis in 596 patients following adult cardiac surgery. European J Anaesth 1997 ; 14 : 576–582
8. Neumann P, A. Schubert A, Heuer J, et al. Hemodynamic effects of spontaneous breathing in the post-operative period. Acta Anaesthesiol Scand 2005 ; 49 : 1443–8
9. Kazmaier S, Rathgeber J, Buhre W, et al. Comparison of ventilator and haemodynamic effects of BIPAP and S-IMV/PSV for postoperative short-term ventilation in patients after coronary artery bypass grafting. Eur J Anaesthesiol 2000 ; 17 : 601–10
10. Räsänen J, Downs JB. Cardiovascular effects of conventional positive pressure ventilation and airway pressure release ventilation. Chest 1988 ; 93 : 911–915.
11. Henzler D, Dembinski R, Bensberg R, et al. Ventilation with biphasic positive airway pressure in experimental lung injury : influence of transpulmonary pressure on gas exchange and haemodynamics. Intensive Care Med 2004 ; 30 : 935–943
12. The Acute Respiratory Distress Syndrome Network : Ventilation with lower tidal volumes as compared with traditional tidal volumes for acute lung injury and the acute respiratory distress syndrome. N Engl J Med 2000 ; 342 : 1301–1308
13. Habashi NM. Other approaches to open-lung ventilation : airway pressure release ventilation. Crit Care Med. 2005 ; 33 : S228–S240.
14. Frawley PM, Habashi NH. Airway pressure release ventilation : theory and practice. AACN 2001 ; 12 : 234–246
15. Seymour CW, Frazer M, Reilly PM, et al. Airway pressure release and biphasic intermittent positive airway pressure ventilation : are they ready for prime time? J Trauma 20017 ; 62 : 1298–309

（中沢弘一）

9 Open lung strategy は有効か？

1 VILI と肺胞虚脱

人工呼吸そのものによる肺損傷、ventilator-induced lung injury（VILI）は、健常肺をある条件で換気することによっても発症し、その病理組織像は急性呼吸促迫症候群（acute respiratory distress syndrome；ARDS）に類似している。人工呼吸戦略によりARDS の生命予後が影響を受けることが示され、VILI の臨床的意義は確立され同時にVILI を回避するための肺保護換気戦略の重要性が示された。VILI の発生機序は肺胞の過伸展あるいは虚脱再開通で、ある程度の期間（時間）繰り返し行われることにより生じる。

陽圧換気中でも肺胞虚脱は、肺の炎症、気道閉塞はもちろん、長期臥床や高濃度酸素吸入などが原因となる。これらの肺虚脱は背側横隔膜周辺の肺領域に生じやすい。この部位は dependent region と呼ばれガス交換に最も寄与しているので、含気を失うと著明な酸素化障害を呈する。

2000 年に発表された低 1 回換気量戦略は肺胞過伸展を防止する肺保護戦略であった。しかし、その後の研究で、体重換算による一律の 1 回換気量制限では 1/3 の症例で過伸展回避になっていないことがわかった[(1)]。強制換気であろうと PEEP のような静的陽圧であろうと、気体はその性質により換気しやすい部分に分配されるので、換気されにくい虚脱領域の占める割合が大きければ、換気されやすい正常部分の過伸展につながる。

ARDS 肺はコンプライアンスが低いことが特徴であるが、不可逆性変化を起こしているのではなく炎症反応が治まればゆっくりと正常化する。コンプライアンス低下の原因は炎症反応による硬い肺というよりも、虚脱したサイズの小さな肺胞（baby lung）のためであろうといわれている[(2)]。それは完全に縮んだ風船を膨らます時に、あるサイズまでは非常に強い力で吹き込まなければならないのと似ている。

以上のことから、肺保護の目的が過伸展防止であろうと虚脱防止であろうと、肺内に虚脱部分を残しておかないことが重要であると考えられるようになった。

2 Open lung strategy とは？

ブラジルの集中治療医 Amato はすでに 1985 年に「Open Lung Approach」と称する換

気戦略を発表した[3]。この戦略は今日のリクルートメント手技や肺保護換気戦略の基盤をなすものである。

虚脱肺胞を開通させるには25〜30cmH_2Oの「肺胞圧」が必要といわれる。さらに、虚脱肺には周辺組織からの上乗せ圧（superimposed pressure）が加わっている。たとえば、長時間の仰臥位保持中の心臓による圧迫、肝臓を含む腹部内臓や腹水による圧迫、大量輸液後の周囲組織（胸郭など）の浮腫による重量増加をはじめ、炎症肺領域では血管透過性が亢進し、増加した血管外水分が肺の自重を増すことも原因となる。肺胞を再開通させるためにはこの上乗せ圧にも対抗する必要がある。このように再開通させるための圧（以下、閾値圧）がどの程度になるかは状況によりさまざまである。再開通後の再虚脱を防止するためには、引き続きPEEPによる陽圧維持が必要である。再虚脱防止圧は閾値圧に比べ低いと考えられるが、肺の状態に応じて適切に設定されなければならない。

open lung strategyとは「虚脱肺の再開通」と「再開通後の再虚脱防止」を同時に行うための戦略である。肺胞が再開通すれば肺内シャントがなくなり酸素化は著明に改善するとともにコンプライアンスの改善がみられる。Pa_{O_2}/F_{IO_2}＞400〜450を十分な開通度の目標値とすることが多い。

3 リクルートメント手技

気道内を高い圧で一定時間（比較的短時間）加圧することで、虚脱部位を再開通させる方法をリクルートメント手技（recruitment maneuver）と呼ぶ。しかし、その具体的方法はいまだ定まっていない。40–40（フォーティ・フォーティ）法は40cmH_2OのPEEPを40秒間維持する[4]。Crotti[6]やGattinoni[7]は45cmH_2Oの最大圧でリクルートメントを行っているが、ARDS症例の24%では再開通に失敗した[7]。ARDSネットワークも30秒間35cmH_2OのPEEPを用いたが、有効でないと評価している[8]。

これに対し、Amato[1]は換気圧を15cmH_2Oで固定して段階的に（5cmH_2Oきざみ）PEEPを増加させ、45cmH_2Oまで施行している。この結果、ARDS患者26例中24例でリクルートメントが可能であったという。Schreiterらはほぼ同様の換気圧設定だが、より短い換気時間でも良好な効果を報告している[5]。**図1**は術後ARDSを疑われた人工呼吸症例（Pa_{O_2}/F_{IO_2}＝80）であるが、胸部CT検査で大量胸水とともに両側下葉背側の虚脱を確認した。右胸水ドレナージ後、Amatoの方法で最大圧65cmH_2Oのリクルートメント手技を施行したところ（**図2**）、P/F＝330まで改善させることに成功し、3日後無事人工呼吸から離脱できた。

表1に上記の方法をまとめたが、使用する圧が低く加圧時間が短いと効果が少ない傾向がみられる。さらにリクルートメントの達成率が低いCrottiやGattinoniの報告ではARDSの発症からリクルートメント施行までの日数が5日前後と長い。一方、P/F値は

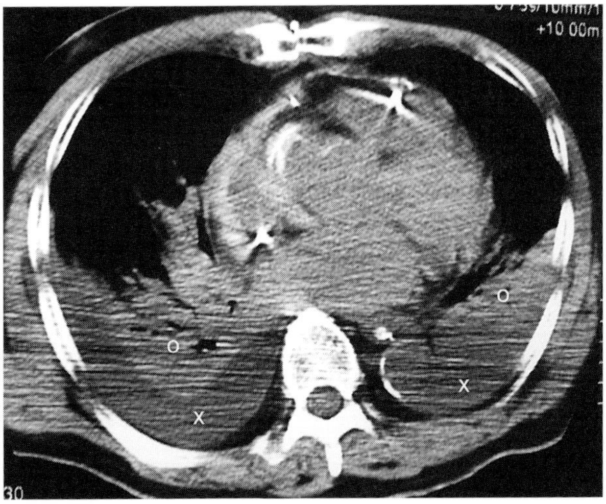

図1　術後下肺虚脱症例のCT像。大量胸水（X）に浸かる虚脱肺（O）が確認できる。

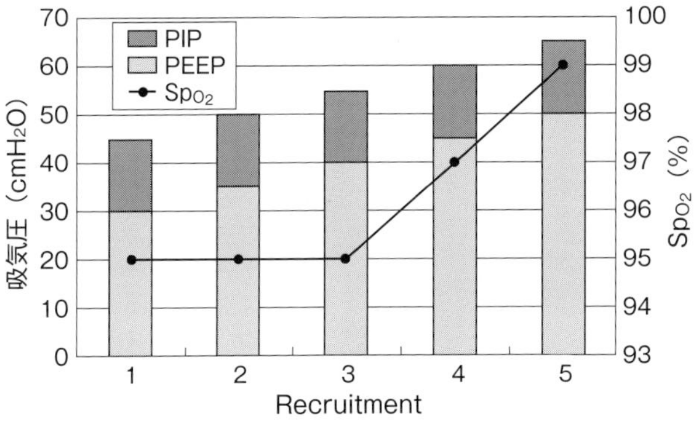

図2　Amatoの方法によるリクルートメントの1例

Amatoの方法に従い換気圧を15cmH₂OとしPEEPを5cmH₂Oずつ段階的に増加させ虚脱解除を行った。PEEP45cmH₂Oで効果が見られ50cmH₂Oでほぼ開通した。連続的な血液ガスができなかったのでFi_{O_2}を抑えSp_{O_2}の変化で開通度をモニターした。PIP；最大吸気圧

より低いにもかかわらず良好な結果を報告しているSchreiterやAmatoの検討では発症後2日以内にリクルートメントを行っている。

このようにリクルートメント手技は改良の余地があるものの、臨床的に有用な手段と考えられる。しかし、高い換気圧や長時間の加圧は循環器系に少なからず悪影響を及ぼすので、全ての症例に適応可能な方法とはいい難い。

リクルートメント手技の変法としてairway pressure release ventilation（APRV）を用いると、より低い圧での再開通が可能な場合がある。筆者はAmatoのリクルートメント手技が適応できない症例や施行しても再開通しない症例に対し、PEEPが24〜35cmH₂O

表 1　さまざまなリクルートメント手技。

研究者	施行までの日数（日）	施行時の Pa_{O_2}/Fi_{O_2}	PIP あるいは PEEP（cmH_2O）	施行時間	効果
Crotti	4.6（3）	181（43）	PIP45、PEEP5-20	15 分	不良
ARDS network	1～4＋α	記載なし	CPAP35	30 秒	不良
Gattinoni	5.0（6）	200（77）	PIP45、PEEP5	2 分	不良
Schreiter	1（1～13）*	107（50-260）*	PIP65（50-85）*	5-10 呼吸	良
Amato	2（1～7）*	94（45-294）*	PIP60、PEEP45	2 分	良

PIP；最大気道内圧。数値は平均値（標準偏差）で示したが、＊印は中央値（範囲）で表示してある。最初の 3 つの研究ではリクルートメントの達成率が低く効果不良であった。

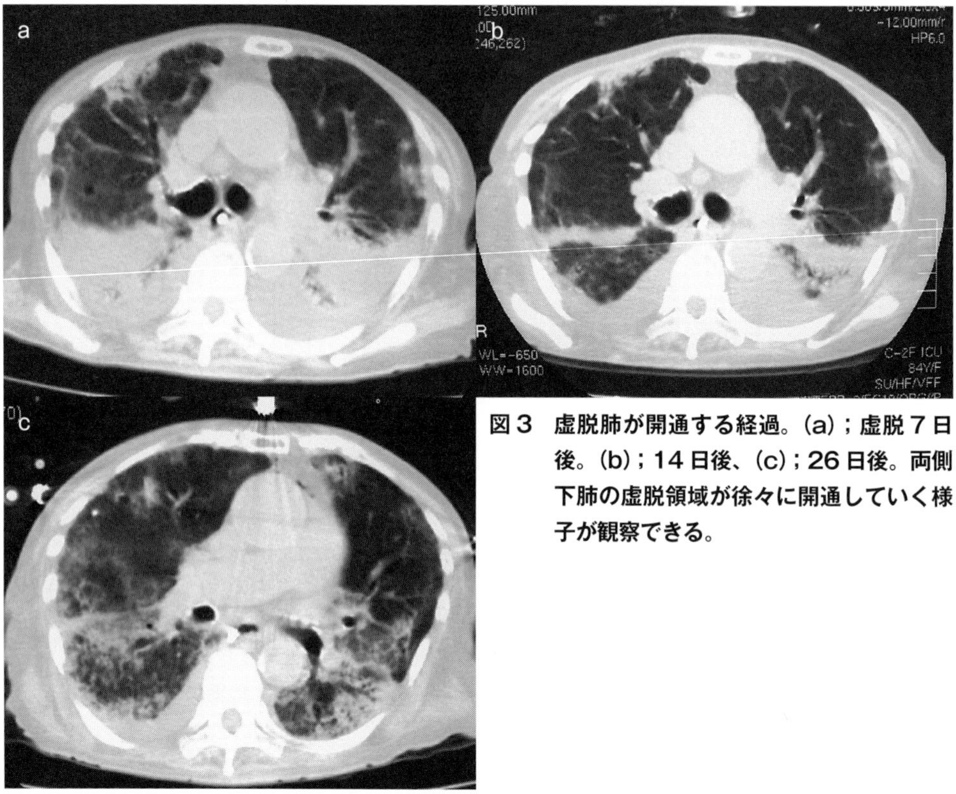

図 3　虚脱肺が開通する経過。(a)；虚脱 7 日後。(b)；14 日後、(c)；26 日後。両側下肺の虚脱領域が徐々に開通していく様子が観察できる。

の APRV を用いて 5 から 24 時間で再開通に成功している。リクルートメント手技と比べ圧は低いが、酸素化改善までの時間は数時間を要する。開通後は経験的に 14-18cmH_2O まで一気に圧を低下できる。

しかし、時には上記 2 つの方法でもリクルートできない症例を経験する。**図 3** は誤嚥性肺炎から ARDS を生じた症例であるが、16 病日には炎症も落ち着き離脱を開始したが、PEEP22cmH_2O から 14cmH_2O に減じた時点で広範囲の虚脱を生じた。最大圧 50cmH_2O までのリクルートメントの手技を行ったが、循環動態への影響が大きく断念した。APRVでは換気量が確保できずCO_2の蓄積を生じたため、腹臥位と体外式陰圧換気を併用して約20日後に酸素化の改善を得た。この間炎症反応はさほど変化せず、ARDSの再燃を疑う要素はなかった。虚脱後7日（**図3**左）、14日（**図3**中）、26日（**図3**右、すでに酸素化は改善していた）のCT像では虚脱領域が開通していく過程が観察できる。この症例は経過中に心不全をくりかえしており、肺水分量の管理に難渋した。リクルートメントが奏効しない原因として基礎疾患への治療内容も検討すべきであろう。

肺虚脱の診断には臨床症状、P/F値の著明な低下のほかに画像所見が重要である。その判定にはポータブルX線像だけでは困難であり、胸部CT検査を施行しておきたい。虚脱領域の確認だけでなく、高圧での管理では気腫状病変の有無もチェックしておきたい。もしも気腫性変化が強い肺であればリクルートメント中は適度な鎮静を行い、咳反射による圧損傷が生じないようにする。また、循環抑制には注意し、あらかじめ十分な輸液を行う。

open lung strategyを施行する場合、開放までの最大圧や再虚脱防止のPEEPレベルは施行錯誤で探る以外に方法はない。圧設定に関する論理的手法が見つかっていないことが有効性に対する疑念にまで発展している印象がある。ベッドサイドで非侵襲かつ簡便に虚脱状況のモニタリングを行うための装置（electrical impedance tomographyなど）が臨床使用できるようになれば、より安全に施行できその臨床的意義が正しく評価されるであろう。それまでは労力を惜しまずCT検査を行うべきである。

4　まとめ

open lung strategyは今日の肺保護換気戦略の基盤をなす概念であり、いかなる手段を講じても虚脱領域を放置しないよう努力することが重要と考える。Open lung strategyは有効か？という質問に対してはもちろん有効と回答する。その効果は虚脱から施行までの時間、高圧環境への患者肺の許容度、基礎病変に対する内科的治療の適切さなどによって左右されると筆者は考える。

【文　献】

1. Borges JB, Okamoto VN, Matos GF et al. Reversibility of lung collapse and hypoxemia in early acute respiratory distress syndrome. Am J Respir Crit Care Med 2006 ; 174 : 268–78.
2. Gattinoni L, Pesenti A. The concept of "baby lung". Intensive Care Med 2005 ; 31 : 776–84.
3. Amato MB, Barbas CS, Medeiros DM et al. Beneficial effects of the "open lung approach" with low distending pressures in acute respiratory distress syndrome. A prospective randomized study on mechanical ventilation. Am J Respir Crit Care Med 1995 ; 152 : 1835–46.
4. Grasso S, Mascia L, Del Turco M et al. Effects of recruiting maneuvers in patients with acute respiratory distress syndrome ventilated with protective ventilatory strategy. Anesthesiology 2002 ; 96 : 795–802.
5. Schreiter D, Reske A, Stichert B et al. Alveolar recruitment in combination with sufficient positive end-expiratory pressure increases oxygenation and lung aeration in patients with severe chest trauma. Crit Care Med 2004 ; 32 : 968–75.
6. Crotti S, Mascheroni D, Caironi P et al. Recruitment and derecruitment during acute respiratory failure : a clinical study. Am J Respir Crit Care Med 2001 ; 164 : 131–40.
7. Gattinoni L, Caironi P, Cressoni M et al. Lung recruitment in patients with the acute respiratory distress syndrome. N Engl J Med 2006 ; 354 : 1775–86.
8. Brower RG, Morris A, MacIntyre N et al. Effects of recruitment maneuvers in patients with acute lung injury and acute respiratory distress syndrome ventilated with high positive end-expiratory pressure. Crit Care Med 2003 ; 31 : 2592–7.

（田邉仁志、小谷　透）

10 NPPVは人工気道下陽圧換気より優れているか？

1 はじめに

現在非侵襲的陽圧換気療法（noninvasive positive pressure ventilation：NPPV）は急性呼吸不全の患者管理において不可欠で重要なツールである。「非侵襲的陽圧換気と人工気道下陽圧換気のどちらが優れているか」とは考えずに、互いの長所と短所とを補完しあって使われており、状況に応じて選択するのが正解である。

2 長所

NPPVの長所は単純には気管挿管管理により生じる短所（**表1**）の回避と考えられる。人工呼吸器関連肺炎（ventilator-associated pneumonia：VAP）の主な原因は気管チューブの挿入による咽頭分泌物の誤嚥と言われているが、NPPVを用いるとVAPの発症率を減じると報告されている[1, 2]。また人工呼吸中の鎮静薬の過量投与がICU滞在や人工呼吸日数を増加させると報告されている[3]が、NPPVを使用すると鎮静薬が不要、もしくは減量できる。

挿管管理下では患者の訴えを正確に把握することはむずかしいが、NPPV中は必要に応じてマスクを外せるため会話が可能で、訴えを正確に把握できる。さらに嚥下機能が保たれている症例では食物の経口摂取が可能で、生理的栄養管理と嚥下機能の温存に有用である。

また挿管管理では抜管時期の決定や抜管後のトラブルの問題がある。再挿管自体が独立した予後悪化因子であり[4]、抜管時期の判定はむずかしい。一方NPPV使用時はマスクの付け外しによるon-offのウィーニングが実施でき、ウィーニングの方法が多様となり、

表1　挿管の短所

挿管時に伴う合併症（血圧上昇・低下、食道挿管、低酸素血症、歯牙損傷）
VAP（ventilator-associated pneumonia）の合併
再挿管の可能性
ADLの低下（食事・会話）
鎮静が必要

患者への負担も軽減される。さらに抜管後は声帯や喉頭の浮腫による気道狭窄が一定の確率で発症するため[5]に再挿管を余儀なくされるが、NPPVではその心配はない。

DNI（DO-NOT-INTUBATE）を意思表示した患者にも、同意すればNPPVが行える。また緩和ケア領域でも、呼吸困難感の軽減を目的にNPPVが使用されている[6]。

3 短所

NPPVの短所を**表2**に示した。NPPVでは気道と食道が分離されないため誤嚥発生の可能性が高く、とくに嘔吐が予想される症例にはNPPVは避けるべきである。

喀痰の自己喀出が困難な場合にはNPPVの使用は難しい。ただし術後などで1回換気量が一時的に減少して咳流速が低下している状況では、NPPVにより換気量を増加させると排痰が可能になることがある。また徒手介助に加え陽陰圧体外式人工呼吸器やカフマシーンを併用することにより非挿管患者の排痰を促進する方法もあるが、報告されている対象の多くは神経筋疾患であり、急性期患者における効果は不明である。

マスクの圧迫による顔面潰瘍は、NPPVの継続が困難となる重要な理由であり、一旦発症するとNPPVを中止しない限りその改善はむずかしい。そのため発症を予防する工夫が報告されているが、エビデンスのある方法はない。当院では、潰瘍形成は褥瘡発症の機序に類似するという観点より、マスクによるずり応力の減少を目的にアズレン軟膏を塗布したガーゼを皮膚とマスクの間にはさんで使用している。皮膚との接触面積の少ないトータルフェイスマスクも良い。また比較的大量のリークを許容するNPPV専用機はマスクのベルトをゆるめて使用でき、潰瘍予防にも良い。いずれにおいても施行症例数の増加により医療者の管理能力が熟練されれば、潰瘍形成症例は減少する。

気管支肺胞洗浄（BAL）は呼吸不全の原因探索に重要であるが、従来非挿管患者では呼吸状態悪化の懸念よりBALが施行できなかった。しかし、NPPV管理下でBALを安全に施行できることが報告されており[7]、当院でも頻用している。

表2　NPPVの短所

気道と食道の分離がされておらず誤嚥の可能性がある
患者の協力が必要
医療スタッフの熟練が必要
気管内吸引が容易でない
マスクの顔面圧迫による潰瘍の発生の可能性がある
人工呼吸器のモニター上の数値が不安定
顔面の変形やマスクの不適合によるリークの発生
気管支肺胞洗浄が容易に行えない
高い気道内圧が得られない

酸素化能の改善を目的とした平均気道内圧を高く維持する戦略がARDSなどで行われているが、NPPV管理下では限界があり、酸素化の改善が不十分であれば、直ちに挿管管理に移行する。また血行動態が不安定な場合も、挿管管理が望ましい。

4 適応疾患

NPPVによる管理の成否は対象患者の選定にかかるといっても過言ではない。以下に現時点での適応疾患を示す。**表3**に適応注意・禁忌を示したが、理論上はこれらを有さない急性呼吸不全患者がNPPVの適応となる。

NPPVの有効性を示すエビデンスがあり推奨度が高い疾患は、COPDの急性増悪、心原性肺水腫、免疫不全に伴う急性呼吸不全などで、COPDの人工呼吸器離脱支援にも良い。

COPDの急性増悪では末梢気道閉塞に伴うair trappingが生じ、内因性PEEPや横隔膜平低化による呼吸仕事量の増加により呼吸筋疲労がみられるがそれらの改善にNPPVが使用される。多数の多施設大規模RCTとメタ解析から挿管率と死亡率の減少が明らかにされており、本邦のNPPVガイドライン[8]ではエビデンスレベルⅠ、推奨度Aとされている。なお意識障害患者は誤嚥の可能性からNPPVが禁忌とされているが、COPDの急性悪化などに伴うCO_2ナルコーシスにはNPPVが許容されている。

心原性肺水腫にも使用すべきとされる[8]（エビデンスレベルⅠ、推奨度A)。特にForrestern Ⅳ群の患者では、胸腔内圧の上昇に伴う静脈還流量減少による心拍出量の増大が期待できる。bilevel PAPではCPAPより心筋梗塞の発症が多いという報告[9]があったが、その後のいくつかの報告により心筋梗塞発症率には差がないとされている。

表3　一般的にNPPVの適応注意・禁忌として文献上にみられるもの

非協力的で不隠な場合
気道が確保できない場合
呼吸停止、昏睡、意識状態が悪い場合（CO_2ナルコーシスは除く）
循環動態が不安定な場合
自発呼吸のない状態での換気が必要な場合
最近の腹部、食道手術後の場合
顔面の外傷、火傷、手術や解剖学的異常でマスクがフィットしない場合
2つ以上の臓器不全がある場合
心筋梗塞が起こりつつある場合、不安定狭心症の場合
咳反射がない、または弱い場合
ドレナージされていない気胸がある場合
嘔吐や腸管の閉塞、アクティブな消化管出血がある場合
大量の気道分泌物がある、または排痰ができない場合

表 4　NPPV の疾患別のエビデンスレベルと推奨度

疾患	エビデンスレベル	推奨度
COPD 急性増悪	I	A
喘息発作	II	C（経験があれば B）
肺結核後遺症	IV	A
間質性肺炎急性増悪	V	C
心原性肺水腫	I	A
胸郭損傷	III	C（経験があれば B）
人工呼吸器離脱支援	II	C（COPD 合併は B）
免疫不全に伴う急性呼吸不全	II（小児は V）	A（小児は C）
ARDS/ALI	IV	C
重症肺炎	IV（COPD 合併は II）	C（COPD 合併は B）

CPAP のほうが生存率が高いとする報告と、差はないとする報告があるが、現時点では初期設定には CPAP を使用する施設が多い。

免疫不全に伴う急性呼吸不全ではエビデンスレベル II、推奨度 A とされ(8)、2 つの RCT(10、11) が根拠となっている。これら 2 つの報告では挿管管理移行後に VAP を発症した症例は全例死亡しており、VAP 予防の重要性が示唆されている。

そのほかの疾患を含む急性呼吸不全に対する NPPV 適応の疾患別エビデンスレベルと推奨度を**表 4** にまとめた。気管支喘息発作にも理論上は閉塞性障害をきたす COPD と同様に有用と思われるが、推奨度は高くない。NPPV 使用医師へのアンケート調査(12) によると、16.9%が気管支喘息発作に対する NPPV は "probably or definitely harmful" と回答しており、多施設による大規模研究が待たれる

ARDS/ALI、重症肺炎、間質性肺炎急性増悪などに対しての大規模 RCT はなく、積極的に NPPV を導入する根拠はない。ただし間質性肺炎急性増悪では、ステロイド大量療法や免疫抑制薬使用により免疫不全状態になるため、VAP 予防のためにも NPPV が考慮されてもよい。現時点でのエビデンスをふまえた急性呼吸不全に対する NPPV 使用時のアルゴリズムの例を**図 1** に示す。

5　挿管下人工呼吸管理への移行のタイミング

抜管後の呼吸不全に対する NPPV 使用では再挿管のタイミングが遅れた症例では、NPPV を使用しなかった症例に比して予後が悪い(13)。NPPV 使用開始後 1～2 時間に呼吸状態や全身状態の再評価（呼吸数、pH、酸素化、P/F 比、Pa_{CO_2}、APACHE II、Glasgow coma scale など）が必要で、改善傾向がない場合はただちに挿管する。

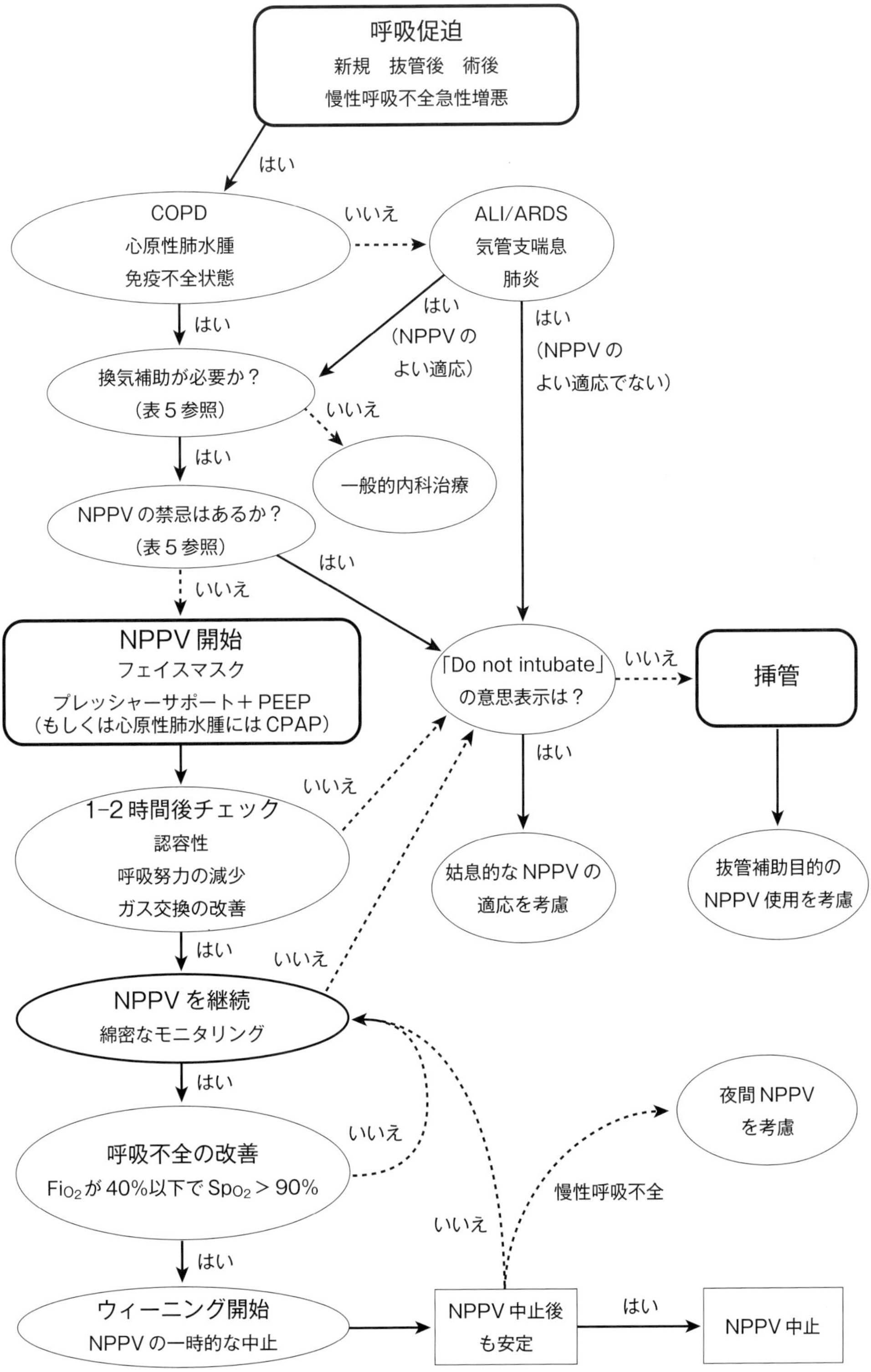

図1　急性呼吸不全に対するNPPV使用のアルゴリズム

(文献20　Garpestad E, Brennan J, Hill NS. Noninvasive ventilation for critical care. Chest 2007 ; 132 (2) : 711-20. より引用改変)

表5　急性呼吸不全に対するNPPV使用のアルゴリズム

Ⅰ．可逆性があると考えられる適切な診断		
Ⅱ．換気補助の必要性	a．中等度から重症の呼吸促迫	
	b．頻呼吸	1．呼吸数>24/分（COPD）
		2．呼吸数>30/分（うっ血性心不全）
		3．呼吸補助筋の使用
		4．腹部の奇異性運動
	c．血液ガス分析異常	1．pH<7.35
		2．Pa_{CO_2}>45mmHg
		3．Pa_{O_2}/Fi_{O_2}<200
Ⅲ．NPPVの禁忌を除外	表3を参照	

6　抜管後補助に役立つか？

抜管後に6.3～17.7％の症例で呼吸状態の再増悪がみられる。抜管後呼吸不全に対してNPPVを用いると再挿管が回避できると期待されたが、2つのRCT[13、14]では否定的な結果が出た。

一方、抜管後呼吸不全の危険性が高い症例に予防的にNPPVを使用すると、再挿管を回避できる可能性がある。Ferrerら[15]は162名を抜管後予防的NPPV使用群と従来の治療群に分け検討し、NPPV使用群では抜管後呼吸不全の発生頻度と再挿管率、さらにICU死亡率などが有意に減少し、特にPa_{CO_2}>45mmHgの症例では90日後の死亡率も有意に減少したと報告している。Navaら[16]は48時間以上人工呼吸管理が行われた症例のうち危険因子のある97名を、無作為に抜管後予防的NPPV使用群と従来の治療群に分けて検討したところ、使用群の再挿管率低下を認めた。患者背景の違いやNPPV管理のプロトコールが一定でないことより現時点では一般化するのは危険であるが、NPPVは抜管後再挿管の予防に有効であると思われる。

なお、挿管中の自発呼吸試験が失敗したCOPD患者にNPPVを用いてウィーニングを行うと、挿管したままプレッシャーサポート換気でウィーニングした群に比べて挿管とICU滞在日数、院内感染率が低下することが2つのRCT[17、18]にて示されており、COPDに対する人工呼吸器離脱目的の使用は本邦のガイドライン[8]でも推奨度は高い（推奨度B）。

7　結語

NPPV管理において最も重要なことは施設内での経験値を上げることである。Carlucci

ら[19]はNPPV使用年数が増加するに従い、重症度の高い症例にもNPPVでの管理が可能になったと述べている。適応がcontroversialな疾患でも熟練した施設では管理が可能であることがあり、本邦のガイドライン[8]でも推奨度に反映されている。

【文　献】

1. Antonelli M, Conti G, Rocco M, et al. A comparison of noninvasive positive-pressure ventilation and conventional mechanical ventilation in patients with acute respiratory failure. The New England journal of medicine 1998 ; 339（7）: 429–35.
2. Guerin C, Girard R, Chemorin C, et al. Facial mask noninvasive mechanical ventilation reduces the incidence of nosocomial pneumonia. A prospective epidemiological survey from a single ICU. Intensive care medicine 1997 ; 23（10）: 1024–32.
3. Kollef MH, Levy NT, Ahrens TS, et al. The use of continuous i. v. sedation is associated with prolongation of mechanical ventilation. Chest 1998 ; 114（2）: 541–8.
4. Epstein SK, Ciubotaru RL. Independent effects of etiology of failure and time to reintubation on outcome for patients failing extubation. American journal of respiratory and critical care medicine 1998 ; 158（2）: 489–93.
5. Jaber S, Chanques G, Matecki S, et al. Post-extubation stridor in intensive care unit patients. Risk factors evaluation and importance of the cuff-leak test. Intensive care medicine 2003 ; 29（1）: 69–74.
6. Cuomo A, Delmastro M, Ceriana P, et al. Noninvasive mechanical ventilation as a palliative treatment of acute respiratory failure in patients with end-stage solid cancer. Palliative medicine 2004 ; 18（7）: 602–10.
7. Antonelli M, Conti G, Rocco M, et al. Noninvasive positive-pressure ventilation vs. conventional oxygen supplementation in hypoxemic patients undergoing diagnostic bronchoscopy. Chest 2002 ; 121（4）: 1149–54.
8. 日本呼吸器学会NPPVガイドライン作成委員会編．NPPV（非侵襲的陽圧換気療法）ガイドライン．南江堂 2006.
9. Mehta S, Jay GD, Woolard RH, et al. Randomized, prospective trial of bilevel versus continuous positive airway pressure in acute pulmonary edema. Crit Care Med 1997 ; 25（4）: 620–8.
10. Antonelli M, Conti G, Bufi M, et al. Noninvasive ventilation for treatment of acute respiratory failure in patients undergoing solid organ transplantation : a randomized trial. Jama 2000 ; 283（2）: 235–41.
11. Hilbert G, Gruson D, Vargas F, et al. Noninvasive ventilation in immunosuppressed patients with pulmonary infiltrates, fever, and acute respiratory failure. The New England journal of medicine 2001 ; 344（7）: 481–7.
12. Burns KE, Sinuff T, Adhikari NK, et al. Bilevel noninvasive positive pressure ventilation for acute respiratory failure : survey of Ontario practice. Crit Care Med 2005 ; 33（7）: 1477–83.
13. Esteban A, Frutos-Vivar F, Ferguson ND, et al. Noninvasive positive-pressure ventilation for respiratory failure after extubation. The New England journal of medicine 2004 ; 350（24）: 2452–60.
14. Keenan SP, Powers C, McCormack DG, et al. Noninvasive positive-pressure ventilation for

postextubation respiratory distress: a randomized controlled trial. Jama 2002 ; 287 (24) : 3238-44.

15. Ferrer M, Valencia M, Nicolas JM, et al. Early noninvasive ventilation averts extubation failure in patients at risk : a randomized trial. American journal of respiratory and critical care medicine 2006 ; 173 (2) : 164-70.
16. Nava S, Gregoretti C, Fanfulla F, et al. Noninvasive ventilation to prevent respiratory failure after extubation in high-risk patients. Crit Care Med 2005 ; 33 (11) : 2465-70.
17. Chen J, Qiu D, Tao D. [Time for extubation and sequential noninvasive mechanical ventilation in COPD patients with exacerbated respiratory failure who received invasive ventilation]. Zhonghua jie he he hu xi za zhi = Zhonghua jiehe he huxi zazhi = Chinese journal of tuberculosis and respiratory diseases 2001 ; 24 (2) : 99-100.
18. Nava S, Ambrosino N, Clini E, et al. Noninvasive mechanical ventilation in the weaning of patients with respiratory failure due to chronic obstructive pulmonary disease. A randomized, controlled trial. Annals of internal medicine 1998 ; 128 (9) : 721-28.
19. Carlucci A, Delmastro M, Rubini F, et al. Changes in the practice of non-invasive ventilation in treating COPD patients over 8 years. Intensive care medicine 2003 ; 29 (3) : 419-25.
20. Garpestad E, Brennan J, Hill NS. Noninvasive ventilation for critical care. Chest 2007 ; 132 (2) : 711-20.

（瀬尾龍太郎）

11 成人にも高頻度振動換気（HFO）は有効か？

1 はじめに

不適切な人工呼吸管理による肺の損傷（ventilator-induced lung injury : VILI）を避け、肺を保護しながら人工呼吸を行う“肺保護戦略”という概念が臨床でも注目されている。

高頻度振動換気（high frequency oscillatory ventilation : HFO）は、解剖学的死腔量よりも少ない1回換気量を用いて180～900回/分（3～15Hz）という通常の人工呼吸では考えられない高頻度で換気する特殊な人工呼吸法[1]であるが、肺胞レベルでの圧変動を最小限に抑えながら換気を行う（**図1**）ため、専門家たちのあいだでは“究極の肺保護戦略”になりうると考えられている。未熟児・新生児領域においては20年近い歴史を持つHFOだが、成人のARDSに対してはまだ歴史が浅いため過去に施行されたrandomized control trial（RCT）は2つ[2, 3]しかなく、その有用性は未だ“謎”である。本稿ではこれらのRCTを中心として、臨床症例のcase seriesや最近の動物実験などの結果を踏まえて成人ARDSに対するHFOの可能性を論じる。

2 HFOという人工呼吸法について

HFOは「高頻度振動換気」とよばれる人工呼吸法である。従来の人工呼吸法とは異なり、解剖学的死腔量（2～3ml/kg）よりも少ない1回換気量（ストロークボリューム）を用いて1秒間に3～15回（3～15Hz）と高頻度に換気を行う。成人に対してHFOが可能となったのは世界的にも最近であり、米国FDAにより3100B（SensorMedics社、米国）が認可されたのは2001年、日本では2002年にR100（メトラン社、日本）が販売開始となった。R100は、ダイアフラムと呼ばれる膜をロータリーエンジンの仕組みで振動させるHFO人工呼吸器であり、本器が臨床に登場し、わが国でも小児から成人に至るまで幅広い症例に対してHFOが可能となった。

HFOにおいては、ストロークボリュームによって生じる気道内圧の振幅（アンプリチュード）は人工呼吸器からのYピース接続部では60～100cmH$_2$Oと非常に大きいが、気管チューブの抵抗をはじめ気管支の分枝に伴って末梢気道にいくほど圧が減衰し、肺胞での圧変動は非常に小さくなる（**図1**）。すなわち、ごく少量の1回換気量と高頻度振動の特性により、従来型換気法に比べて肺胞での圧変動を最小限に留めることができる。その

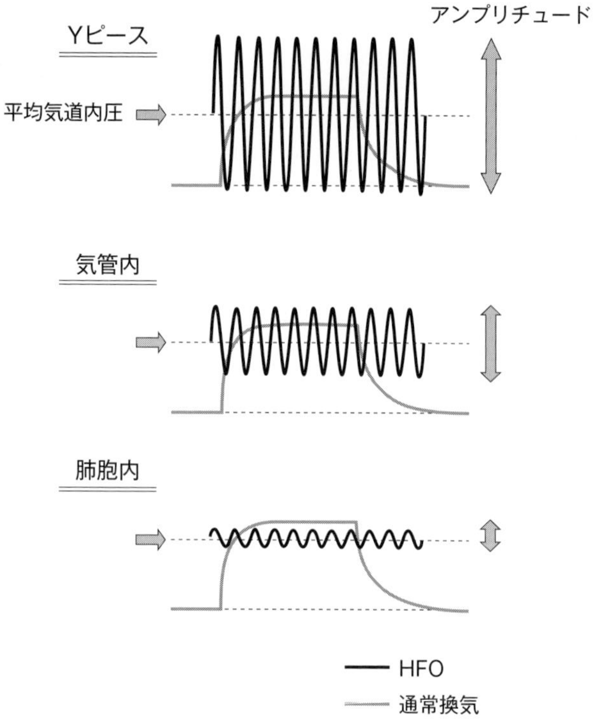

図 1

人工呼吸回路の Y ピース部、肺胞内における、HFO と通常換気時の気道内圧変化の違い。HFO では振動が徐々に減衰していくため肺胞内での内圧変動は小さなものとなる。

ため、個々の肺胞を過伸展させることなく、平均気道内圧を高い値に設定することができる。よって、ARDS の主病態である肺胞虚脱を効率よく改善し、肺容量を増加させて酸素化の改善をもたらす。

しかし、HFO の肺胞リクルートメント効果によって酸素化が改善するという現象は単なる結果にすぎない。HFO の本領は、多くの肺胞を開存させたまま最小限の圧変動で換気し、その状態を保ち続けることにより、VILI の主原因である過剰な吸気陽圧による肺胞過進展および繰り返す呼気時肺胞虚脱/吸気時再開放による肺へのストレスを最小限におさえることであり、肺保護的な人工呼吸として呼吸状態を維持する（**図 2**）。

また、従来の人工呼吸法と異なるもうひとつのポイントは、ストロークボリュームや振動数（frequency : f）といった換気に影響するパラメータと、吸入酸素濃度や平均気道内圧といった酸素化に影響するパラメータをそれぞれ個別に設定できることであり、酸素化能と換気能をほぼ独立して管理することが可能である。また、ダイアフラムが引き戻されることにより呼気が能動的に行われることも他の人工呼吸法にはない特徴である。

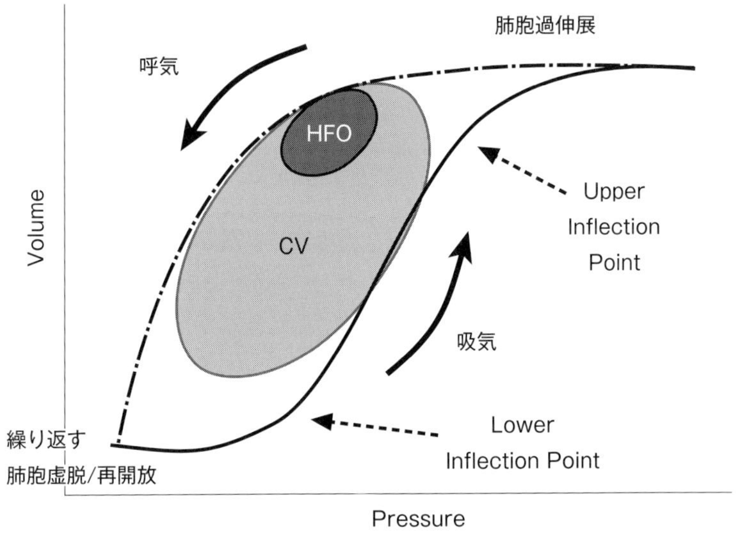

図2

圧容量曲線（PV カーブ）における HFO と従来型換気（CV）の換気概念。HFO では ventilator-induced lung injury の主原因である肺胞過伸展と繰り返す肺胞虚脱/再解放に対し十分なセーフティマージンを取って換気が行われるため、より肺保護的であると考えられる。
HFO : high-frequency oscillation、CV : conventional ventilation

3　HFO に関する 2 つの RCT

成人における HFO の臨床研究は現在まで症例数が 5 例から 156 例の case series が 11 報告あるが、他誌に簡潔にまとめられている(4) ので参考にされたい。いずれの報告でも酸素化の早期改善が示され、HFO 前の人工呼吸期間が長いほうが予後不良であり、2 日以内の導入が勧められている。HFO の施行が 1 日遅れるごとに 20%ずつ死亡率が上昇するという統計もある(5)。それでは、以下の 2 つの RCT について概説する。

一つ目の RCT は、2002 年に Derdak らによって発表されたカナダとアメリカの 13 の大学関連病院で行なわれた Multicenter Oscillatory Ventilation for ARDS Trial（MOAT study, 1997 年 10 月～2000 年 12 月）の結果である(2)。対象は 16 歳以上の ARDS 症例で、HFO で管理された 75 症例と従来型換気法が行われた 73 症例を比較している。結果は、HFO 群で開始 16 時間までの P/F 比が有意に高かった。平均気道内圧を加味した oxygenation index（OI＝平均気道内圧÷P/F 比）では差はなかった。HFO 群で中心静脈圧、肺動脈楔入圧が有意に高値であったが心拍出量、平均血圧、心拍数には有意差は認めなかった。また、合併症の頻度にも有意差は認められなかった。HFO 施行前の人工呼吸期間が長い症例、HFO 導入後の酸素化改善が悪い症例では予後が悪い傾向にあった。本研究の問題点の一つは比較対照となった従来型換気群における 1 回換気量の設定が

ARDS networkによる肺保護戦略の1回換気量よりも大きく、およそ10ml/kg理想体重であったことである。30日死亡率はHFO群で37%と統計学的には有意差はなかった（P=0.102）が、従来型換気群の52%より低い傾向にあった。死亡率に有意差はなかったものの、成人ARDSに対するHFOの最低限の安全性と有効性が示されている。

二つ目は、2005年Bollenらが発表したイギリスとフランスの4つの大学関連病院で行なわれたRCT（1997年10月～2001年3月）である[3]。対象は成人ARDS患者で、HFOで管理された37症例と従来型換気法が施行された24症例を比較検討した。しかし、症例が集まらないこと、MOATの相補的調査にしかならないため早期に中断された。結果は、重症例がHFO群に多く割り振られてしまった感があるが、全体の死亡率（43 vs 33%）、30日後に酸素療法や人工呼吸を必要としない患者の生存率（32 vs 38%）、治療の不成功などに関して有意差は認められなかった。また、生存群と死亡群で治療に対するoxygenation index（OI）の変化に有意差を認めなかった。しかし、post hoc解析によると、OIが高い症例ほどHFOによる救命率が高くなる傾向となった（**図3**）。ARDS治療におけるHFOの効果を明らかにするにはさらなる調査が必要であり、OIが高い重症例での調査・解析が望まれる。

図4にこれらの2つのRCTの症例を統合して検討した結果（http://duncanyoung.net）

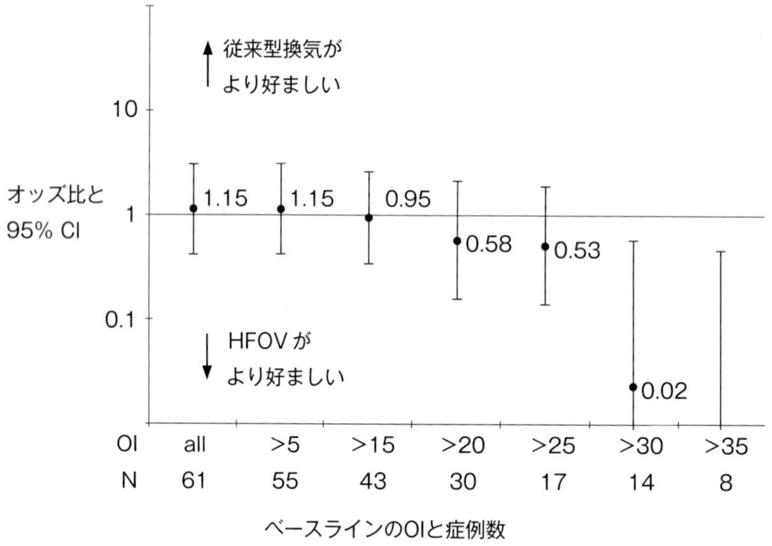

図3

BollenらのRCTにおける61症例の*post hoc*解析によると、ベースラインのoxygenation index（OI）が高い症例ほど死亡率はHFO群で低い傾向となり、OIが30以上の最重症例14例ではHFO群のほうが有意に低い結果となっている。
（文献5　Bollen CW, Uiterwaal CS, van Vught AJ. Systematic review of determinants of mortality in high frequency oscillatory ventilation in acute respiratory distress syndrome. Crit Care 2006 ; 10 : R34から引用改変）

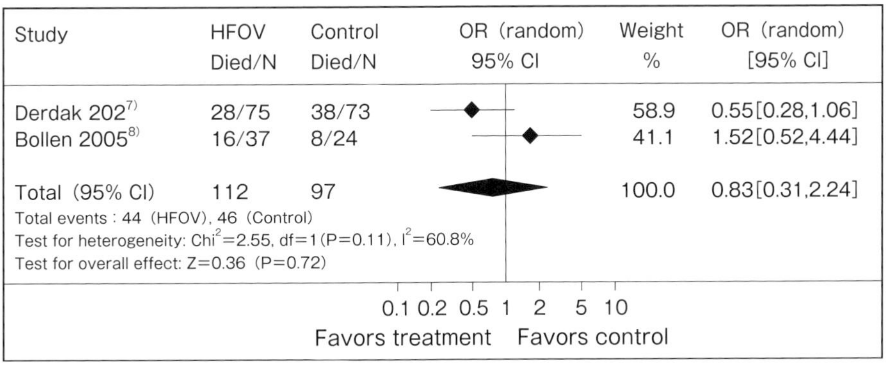
Study
HFOV Died/N
Control Died/N
OR (random) 95% CI
Weight %
OR (random) [95% CI]
Derdak 202[7)]
28/75
38/73
58.9
0.55[0.28,1.06]
Bollen 2005[8)]
16/37
8/24
41.1
1.52[0.52,4.44]
Total (95% CI)
112
97
100.0
0.83[0.31,2.24]
Total events : 44 (HFOV), 46 (Control)
Test for heterogeneity: Chi²=2.55, df=1 (P=0.11), I²=60.8%
Test for overall effect: Z=0.36 (P=0.72)
0.1 0.2 0.5 1 2 5 10
Favors treatment
Favors control

図 4

2 つの RCT の症例を統合して 30 日死亡率を検討した結果。オッズ比は 0.83（95% CI 0.31-2.24）となり、成人 ARDS に対する HFO には統計学的に有意な有益性は認められない。(http://duncanyoung.net から引用)。

を示す。オッズ比は 0.83［95% CI 0.31-2.24］であり、やはり HFO の有益性は示されない。HFO は、重症な成人 ARDS 症例にレスキュー的な人工呼吸法として用いた場合、安全に酸素化を改善する可能性があるが、死亡率の改善に至るとは言えない。HFO の適応となる症例の対象や導入方法、適切な換気設定などを明らかにするには、更なる調査が必要であろう。

4 HFO の設定に関する考察

4-1 最適な平均気道内圧

成人で HFO を導入する際に、以前は、従来型換気時の平均気道内圧より 3〜5cmH_2O 高い平均気道内圧を選択するプロトコールが使われてきた[1]。大動物を用いた肺洗浄 ARDS モデルでの実験では、静的 PV カーブにおける LIP よりも 6cmH_2O 高い平均気道内圧や LIP の 1.5 倍の平均気道内圧で最も酸素化が改善したと報告されている。これらはいずれも PV カーブの呼気曲線上において急に肺容量が減少する屈曲点付近（**図 2**）に相当するため“肺容量を最大限に保つ最小限の圧”と考えられる。しかし、臨床症例における静的 PV カーブの測定は容易ではないので、至適平均気道内圧がどのくらいなのかを判定する方法は気道内圧のタイトレーション以外に方法がない。そのため、HFO 開始直後から高い平均気道内圧とさらに高い圧での肺胞リクルートメント手技を用いて積極的に肺胞を再開放し、その後に平均気道内圧を徐々に下げるプロトコールが最近報告されており[6]、著者らも使用経験からこの方式が HFO 導入には適している考えている。

4-2 ストロークボリュームと振動数

従来型換気法での1回換気量は、適切な肺胞換気量を得るために解剖学的死腔量よりもある程度多くなければならないが、HFOでは解剖学的死腔量かそれ以下のストロークボリュームで換気が行われる。従って、換気のメカニズムは、中枢気道における「対流」と末梢気道における「拡散」によってなされると考えられている。CO_2を排泄するために必要なストロークボリュームは肺病変が軽い症例ほど少なく、重症例ほど多くなるが、単にCO_2が低下しないという理由でストロークボリュームを増加させると、HFOの持つ肺保護的な効果を減弱させる可能性があり、注意を要する。同様に、人工呼吸器自体の特性により振動数を下げたほうがストロークボリュームを大きくできるが、振動数が小さいほど肺保護効果が減弱することも懸念される。

5 VILIを防ぐ効果

HFOがVILIを減少させるという仮説のもと、従来型換気と比較した多くの動物実験が行われてきたが、ほとんどの研究においてHFOを用いると肺の組織学的所見が軽く、サイトカインの産生も低下するという。初期には小動物を用いたものや従来型換気の設定が肺保護的とはいえない検討も多かったが、最近報告された豚（平均体重55kg）を用いてHFOと従来型換気を24時間比較した研究では、1回換気量6ml/kgでP/F比が250前後となるようにPEEP（9〜12cmH_2O）を調節した群とアンプリチュード60〜80cmH_2OでP/F比が同レベルになるように平均気道内圧を調節したHFO群を比較している。両群ともに肺胞リクルートメントを併用しているが、HFO群で組織学的に肺の炎症が少なく、肺組織ではIL-1βのmRNAの発現が有意に低い結果となった。大動物を用いて従来型換気法による肺保護戦略と比較したことが意義深いが、肺胞リクルートメントを併用したHFO戦略で、より肺保護的な人工呼吸が可能となることを示唆している[7]。

6 HFOに併用される治療法

HFOを施行しても呼吸状態の改善が得られない重症例に対して、腹臥位療法や一酸化窒素（NO）吸入などの併用療法を行うことが考えられる。HFOに腹臥位を併用しても従来型換気での腹臥位と同等の酸素化改善効果しか得なかったという臨床報告がある[8]が、この研究で使用された平均気道内圧は25cmH_2Oと低く、他のほとんどの報告と異なり仰臥位HFO群では酸素化改善が認められていない。すなわち肺胞リクルートメントが十分に行われていなかった可能性がある。また、12時間という観察時間は短すぎたとの指摘もある。NO 吸入療法に関しては、HFO 施行時に 5〜20ppm の投与量で酸素化の改善が得られ、従来型換気下よりも NO による改善効果が大きいことが示されている(9)。いずれの併用療法も酸素化悪化に対するレスキュー的な意義はあっても死亡率改善までつながるかどうかは不明である。

7 HFO 中の合併症

HFO では、高い平均気道内圧が使用されるため気胸などの圧外傷の発生が懸念されるが、2 つの RCT(2, 3) での気胸発生率は従来型換気群とほぼ同じ（3〜4%）である。Mehta らの報告では 21.8% と高率に気胸が発生しているが、重症例が多く含まれることに起因するかもしれない(10)。高い平均気道内圧は循環抑制を起こしうるが、高度に心機能が障害された症例は別として、HFO 導入後に低血圧となる場合には循環血液量が不足していることが多く、心拍出量は通常軽度の低下に留まる。また、HFO 中は鎮静薬の持続投与に加えて、critical illness polyneuropathy の原因ともなりうる筋弛緩薬の持続投与が通常行なわれるため、これが予後に影響する可能性もある。少なくとも過剰投与とならないように厳重なモニタリングの実施が必須である。

8 おわりに

結局、現時点において成人 ARDS に対する HFO の有用性を示すエビデンスはなくその効果は未だ“謎”のままである。しかし、過去の成績から推測すると HFO は有用とする可能性は残されている。つい最近、イギリスにおいて日本製の HFO 人工呼吸器である R100（メトラン社）を用いた多施設 RCT（その名も「OSCAR」）のエントリーが開始された（http://duncanyoung.net）。結果が出るのは数年先であろうが、死亡率をエンドポイントとし肺保護戦略と比較する RCT の施行が成人 ARDS における HFO の評価を決めるものである。さらに今後は、HFO をどのタイミングで、どのような症例に対し、どのような戦略で臨むのか、という疑問点をひとつずつ解決していく必要があろう。

【文　献】

1. Derdak S. High-frequency oscillatory ventilation for acute respiratory distress syndrome in adult patients. Crit Care Med 2003 ; 31 : S317–23
2. Derdak S, Mehta S, Stewart T, et al. High-frequency oscillatory ventilation for acute respiratory distress syndrome in adults : a randomized controlled trial. Am J Respir Crit Care 2002 ; 166 : 801–8
3. Bollen CW, van Well GT, Sherry T, et al. High frequency oscillatory ventilation compared with conventional mechanical ventilation in adult respiratory distress syndrome : a randomized controlled trial. Crit Care 2005 ; 9 : 430–9
4. Chan KPW, Stewart TE and Mehta S. High-Frequency oscillatory ventilation for adult patients with ARDS. Chest 2007 ; 131 : 1907–16
5. Bollen CW, Uiterwaal CS, van Vught AJ. Systematic review of determinants of mortality in high frequency oscillatory ventilation in acute respiratory distress syndrome. Crit Care 2006 ; 10 : R34
6. Fessler HE, Derdak S, Ferguson ND, et al. A protocol for high-frequency oscillatory ventilation in adults : Results from a roundtable discussion. Crit Care Med 2007 ; 35 : 1649–54
7. Muellenbach RM, Kredel M, Said HM, et al. High-frequency oscillatory ventilation reduces lung inflammation : a large-animal 24-h model of respiratory distress. Crit Care Med 2007 ; 33 : 1423–33
8. Papazian L, Gainnier M, Marin V, et al. Comparison of prone positioning and high-frequency oscillatory ventilation in patients with acute respiratory distress syndrome. Crit Care Med 2005 ; 33 : 2162–71
9. Mehta S, MacDonald R, Hallett DC, et al. Acute oxygenation response to inhaled nitric oxide when combined with high-frequency oscillatory ventilation in adults with acute respiratory distress syndrome. Crit Care Med 2003 ; 31 : 383–9
10. Mehta S, Granton J, MacDonald RJ, et al. High frequency oscillatory ventilation in adults : the Toronto experience. Chest 2004 ; 126 : 518–527

（中根正樹）

12 胸郭外陰圧式換気法は使えるか？

1 はじめに

日常臨床で私達が行っている人工呼吸は、生理的には陰圧の胸腔内圧を敢えて陽圧にしている。そもそも呼吸運動とは胸郭を横隔膜とその他の呼吸筋によって拡げる事により胸腔内圧が低下し、受動的に空気が入り込むものである。その胸郭に外から強力な陰圧をかけて拡張させ、二次的に肺胞を拡張すると言う単純かつ生理的な手法が胸郭外陰圧式換気法である。昨今マスク BiPAP に代表される非侵襲的陽圧式換気法が頻用されているが、本法は更に侵襲が少なくかつ生理的な換気補助であり、適応外疾患もほとんどないため今後使用頻度は高まっていくと思われる。筆者の使用経験も踏まえ解説する。

2 胸郭外陰圧式換気法とは

胸郭外陰圧式換気法の発想は既に 19 世紀から存在し、臨床ではタンク型の“鉄の肺”としてポリオが流行した 1930 年代頃から開始され、もっぱら呼吸筋麻痺に対して用いられてきた。しかし、従来のタンク型では鉄製の箱の中に首以下の身体を全て収容し、常に強力な陰圧を胸郭外からかけるため呼気時にも大気圧に戻らず、数 cmH_2O の陰圧がかかることがある。そのため中枢性に呼吸筋麻痺を来たす場合は上気道開存を維持出来ずに気道閉塞を助長することがあり、扁桃・声門等軟部組織の陥凹による睡眠時の上気道閉塞発症の頻度が高い[1, 2]。その後呼気時に陽圧をかけるものや胴体を覆うチュニック型、胸郭と上腹部を覆う胴鎧（キュイラス）型、首から上半身を覆うポンチョ型、ジャケット型などが開発され、ヨーロッパを中心に使われている[1, 3]。

胸郭外持続陰圧法 continuous negative pressure（CNP）は胸郭や横隔膜の可動域を拡大させて 1 回換気量と分時換気量の増大、機能的残気量の増加およびガス交換の改善をもたらす[4, 5]。更に呼気時に胸郭外から陽圧を付加して呼出を補助すると、1 回換気量と肺胞換気量が増加する[3]。また CNP は胸腔内の陰圧が増すため、右房圧の低下に伴い静脈還流が促進され、その結果心拍出量の増加が認められる。この点に関しては全身を覆うタンク型よりも胸腹の一部を覆うタイプのほうが効果があるという[6]。

3　実際の使用

筆者が使用しているのは、陽・陰圧式体外式人工呼吸器 Biphasic Cuirass Ventilator (RTX®、(株) アイ・エム・アイ) (**図1**) で、陰圧と陽圧をかけられるキュイラス (胴鎧) 型である。3kg の小児から 100kg を超える成人まで、体型に合わせて胴鎧を選択し胸部から腹部にかけて横隔膜を挟むように装着する。キュイラス内圧は $-50cmH_2O$ から $+50cmH_2O$ まで設定が可能であり、換気モードは①持続陰圧モード、②陰・陽圧を付加するコントロールモード、③吸気をトリガーして陰・陽圧を付加するトリガーモード、④吸気呼気相方をトリガーして陰・陽圧を付加するシンクロモードの 4 種類がある。トリガーは鼻や口先に装着したエアウェイ圧センサーチューブか、キュイラス内の圧センサーを用いる。またクリアランスモードという胸郭外高頻度振動とそれに続く“カフ”という強制呼気をある一定間隔で数回行うモードもある。これは振動で肺胞内や末梢気道に貯留している分泌物をより中枢の気道に剥がし集め、“カフ”という擬似咳で喀出させようとするものであり、気管支拡張症など喀痰貯留疾患に有効である。

成人例ではほとんどのケースでコントロールモードを使用している。本機器は口元がフリーになること、鎮静薬を必要としないことが特徴であるが、トリガーを用いると吸引や会話を誤認識したり、患者が自らの呼吸を過度に意識し、過呼吸や疲弊を引き起こすことがあるためかえって難しい。コントロールモードでは、キュイラスの動きに自らの呼吸を合わせるため、咳や会話、深呼吸などで一旦リズムから外れても、また自ら合わせ直すことが可能であるが、その回数が明らかに合わないときは、口頭で伝えることができ、試行しながら適切な設定を組むことができる。

4　適応疾患

4-1　COPD

急性増悪の場合、呼吸状態を改善するためには疲弊した呼吸筋を休ませることが不可欠である[7]。CNP は横隔膜活動を抑制して呼吸筋活動を低下させるため[5]、病態の改善に効果があると考えられる。特に NEEP (negative end-expiratory pressure) を加えると内因性 PEEP が低下し、PCO_2、PH の低下が認められる[7]。その結果、陽圧人工呼吸管理に比して挿管回避率が高く、生存率の改善が得られる[1, 8]。また長期使用で呼吸筋機能、QOL、運動耐用能の改善が報告されており[8] 慢性疾患のリハビリテーションとしても有効と考えられる。しかし侵襲、非侵襲に関わらず、陽圧人工呼吸の方がより一層横隔膜活動を減じて呼吸筋を休ませられる[5] ことから、この点に関しては状況に応じた機器

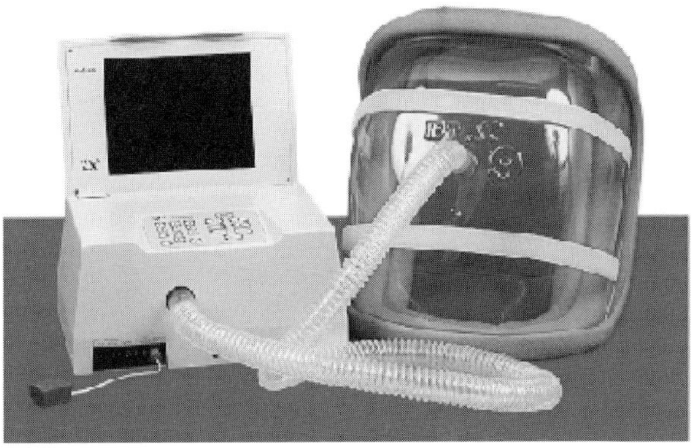

図 1　Biphasic Cuirass Ventilator（RTX®、（株）アイ・エム・アイ）

の選択が望まれる。

4-2 心不全

CNP は PEEP と同様の効果を有し、ガス交換に対しては PEEP15cmH_2O と CNP-20cmH_2O とが相対するが、静脈還流を促進するため、CNP では心拍出量が増加するという(6, 9)。実際に重症の心不全症例には挿管管理を含め従来の管理を行うことが多いが、胸部 X 線写真で肺血管陰影増強例や BNP 高値例では臨床上効果的という印象を持っており、理論的にも非常に良い適応であり、積極的に使用したい疾患である。

4-3 ALI

PEEP が虚脱した肺胞の再開通に寄与して酸素化を改善することは言うまでもないが、CNP は PEEP と同様、酸素化や機能的残気量増加に対しても同等の効果がある(6, 9)。血管透過性が亢進した肺水腫例で通常の人工陽圧呼吸に PEEP を付加したものと CNP に NEEP（negative end-expiratory pressure）を加えた換気を比較した実験では、酸素化と肺内血管外水分量の改善に差はないものの、心拍出量では優位差があり(10) 血管透過性亢進による肺水腫が主病態の ALI に対しては有効と考えている(11)。

4-4 胸郭変形疾患および神経筋疾患

1930 年代のポリオ以来、換気不全を来す疾患に対する有用性が数々報告されており、最も頻用されている疾患である(1, 3)。しかし神経筋疾患のほとんどは不可逆性で、呼吸筋障害による肺胞低換気は改善の見込みがなく長期の換気補助が必要になるため、長期予後は陰圧式換気より陽圧式換気の方がよい(8, 12)。在宅も含めた長期的使用の場合は疾患や改善の見込み等を踏まえた選択が望ましい。胸郭変形が高度の場合、キュイラスをオーダーメードで作る機種もあるが、筆者は適宜褥創防止の除圧パッドやタオルを用いてキュイラスにフィットするよう工夫しリークに対応している。（**図 2**）

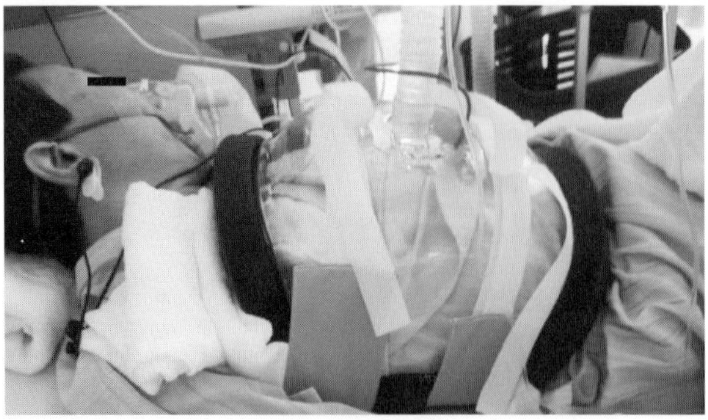

図２　使用例

右胸郭成形術後、右心不全を契機に発症したⅡ型呼吸不全患者さんに装着した。胸郭変形に対してはタオルを挟んで対応したが、リークは問題なかった。酸素マスクはリザーバを用いた。

4-5 小児

小児における循環器障害は本機器の有効性が以前から知られている疾患群である。胸腔内圧の低下によって静脈還流量、肺動脈血流量の増加が得られ、特にFontan手術後にCNPを行うと、尿量と心拍出量が増加するなど術後経過が良好であると報告されている(13)。また術後横隔神経麻痺や神経筋疾患による呼吸不全、IRDS、中枢性肺胞低換気症候群などに用いた報告が多数あり、今後増々使用が増えると思われる。成人と異なり呼吸回数の多さ、同調性の困難さ、胸郭の柔軟性からCNPが推奨され、用いる陰圧は体重3～5kgの場合はおよそ－3～－6cmH_2Oで充分である。小児例では胸郭が非常に柔らかいため陰圧が如実に効果を発揮するが、ある一定以上の陰圧を付加すると呼出の妨げとなり、Spo_2が低下することがある。筆者も経験したが、この現象では呼吸運動は一見良好に見えるだけに危険であり、注意深い観察が必要である。

5 問題点

経験的には上気道閉塞のトラブルは皆無である。呼気時に胸郭外から陽圧を付加して呼出の補助を行っているが上気道閉塞の防止についての効果は不明で、症例の蓄積が必要であろう。なお上気道閉塞を合併する場合には適宜CPAPを併用する(14)。

キュイラス装着部位の皮膚に発赤を認めることがあるが、①服の上から装着する、②適宜はずす時間を作る、③装着部位をずらすなどの工夫で対応可能である。また騒音も大きな問題であり、夜間使用の際には個室で行うなどの配慮が不可欠である。

胸郭を積極的に拡げることで１回換気量が増大するため、吸気流量も増加する。ベンチュリーマスクを使用する際には吸入酸素濃度が低下することがあり、リザーバの使用等に注意が必要となる。

6 まとめ

胸郭外陰圧式換気法の特徴及び実際に使用した印象を述べたが、もちろん全ての呼吸不全例における使用が適切というわけではない。著明な低酸素血症を呈するARDSや多臓器不全を伴う症例にまで胸郭外陰圧式換気法に固執するのはナンセンスである。換気補助というと、大仰になってしまい使用しづらい印象があるが、本機器はNPPVと同様かそれ以上の効果が得られる割には平易に使え、生理的であり、古くて新しい方法といえよう。

今後臨床現場で胸郭外陰圧式換気法を使用する機会が増えると思われるが、本書が呼吸不全に関わるスタッフの方々の参考になれば幸いである。

【文　献】

1. Corrado A, Gorini M, Villella G, et al. Negative pressure ventilation in the treatment of acute respiratory failure : an old noninvasive technique reconsidered. Eur Respir J 1996 ; 9 : 1531–44.
2. Ellis ER, Bye PTP, Bruderer JW, et al. Treatment of respiratory failure during sleep in patients with neuromuscular disease. Am Rev Respir Dis 1987 ; 135 : 148–52.
3. Kinner W, Petch M, Taylor G, et al. Assisted ventilation using cuirass respirators. Eur Respir J 1988 ; 1 : 198–203.
4. Rapoport DM, Peduzzi N, Norman RG, et al. Effect on FRC of extrathoracic negative pressure delivered by a Hayek oscillator. Am Rev Respir Dis 1993 ; 147 : A965.
5. Glerant JC, Jounieaux V, Parreira VF, et al. Effects of intermittent negative pressure ventilation on effective ventilation in normal awake subjects. Chest 2002 ; 122 : 99–107.
6. Lockhat D, Langleben D, Zidulka A. Hemodynamic differences between continual positive and two types of negative pressure ventilation. Am Rev Respir Dis 1992 ; 146 : 677–80.
7. Gorini M, Corrado A, Villella G, et al. Physiologic effects of negative pressure ventilation in acute exacerbation of chronic obstructive pulmonary disease. Am J Respir Crit Care Med 2001 ; 163 : 1614–8.
8. Corrado A, Gorini M. Long-term negative pressure ventilation. Respir Care Clin N Am 2002 ; 8 : 545–57.
9. Borelli M, Benini A, Denkewitz T, et al. Effects of continuous negative extrathoracic pressure versus positive end-expiratory pressure in acute lung injury patients. Crit Care Med 1998 ; 26 : 1025–31.
10. Skaburskis M, Michel RP, Gatensby A, et al. Effect of negative-pressure ventilation on lung water in permeability pulmonary edema. J Appl Physiol 1989 ; 66 : 2223–30.
11. 小谷透，佐藤敏朗，齋藤まり子ら．シベレスタットと新しい体外式人工呼吸Biphasic Cuirass Ventilationを用いた急性肺損傷の治療経験．呼吸 2006 ; 25 : 181–5.

12. 石原傳幸　1. 各種疾患における在宅 NPPV の適応と臨床効果　c. 神経筋疾患　日胸 2005 ; S157–65.
13. Shekerdemian LS., Bush A, Shore DF, et al. Cardiopulmonary interactions after Fontan operations. Circulation 1997 ; 96 : 3934–42.
14. Hartmann H, Jawad MH, Noyes J, et al. Negative extrathoracic pressure ventilation in central hypoventilation syndrome. Arch Dis Child 1994 ; 70 : 418–23.

（佐藤庸子）

13 人工呼吸器の機種選定に優先順位はあるか？

1 NPPV か挿管人工呼吸か？

非侵襲的陽圧換気（noninvasive positive-pressure ventilation : NPPV）は①気道確保が不完全なため使用できる気道内圧が挿管人工呼吸よりも低い、②補助換気が基本で患者の協力が必須、③インターフェイスとしてマスクを用いることから長期に行う時は合併症を防ぐため定期的に中断する必要がある、といった制限がある。従って、NPPV か挿管人工呼吸かの選択は肺病変の種類と重症度による。特に ARDS のように NPPV の有効性が証明されていない病態に対しては早めに挿管人工呼吸を行った方が安全な場合もある。しかしながら、NPPV を実施する際にどの人工呼吸器を選択するか、特に NPPV 専用機を用いるか ICU 用人工呼吸器で代用するかという選択は重要である。最近は ICU 用人工呼吸器にリーク補正機能を搭載したものが現れ、NPPV 対応を謳っている。リーク補正機能のない ICU 用人工呼吸器であってもリークを最少にするためマスクを強く圧着し、さらに誤動作を防ぐために吸気トリガー感度を調節すると、短期間であれば NPPV を施行できる（**図 1**）[(1)]。しかしある程度以上の期間 NPPV を行うのであればリーク補正機能は必須である。**図 2** は NPPV 専用機とリーク補正機能を搭載した ICU 用人工呼吸器において正常作動するリーク量の上限を比較したものである。NPPV 専用機はテストした最高

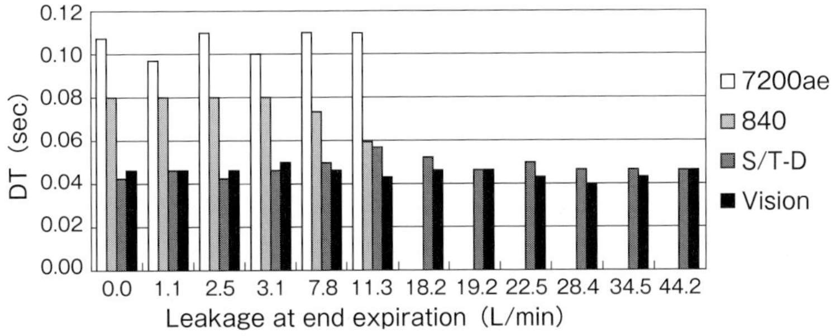

図 1　ICU 呼吸器と NPPV 呼吸器の性能差

横軸は PEEP 5cmH_2O の時のリーク量で縦軸は吸気トリガーに要する時間（DT）。ICU 用人工呼吸器はリーク量 11.3L/min までは手動調節で対応可能だがそれ以上のリークでは正常作動しない。

（文献 1　Miyoshi E, Fujino Y, Uchiyama A, et al. Effects of gas leak on triggering function, humidification, and inspiratory oxygen fraction (FiO_2) during non-invasive positive airway pressure ventilation (NPPV). Chest 2005 ; 128 : 3691–8. より引用）

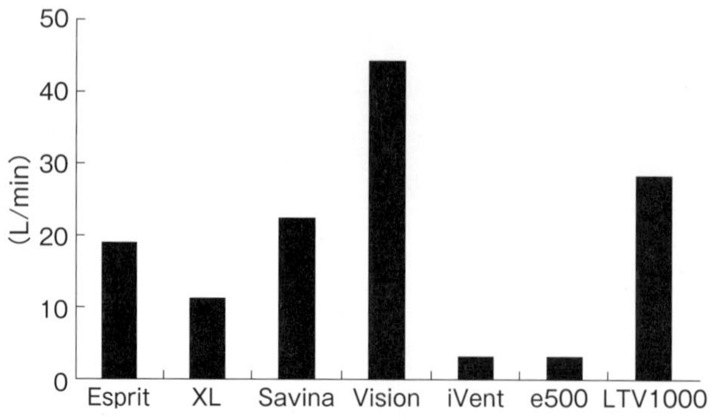

図 2　各種 NPPV 対応人工呼吸器の正常作動上限リーク量

縦軸は PEEP 5cmH₂O の時のリーク量を示す。BiPAP vision はテストした最大リーク量でも正常動作した。

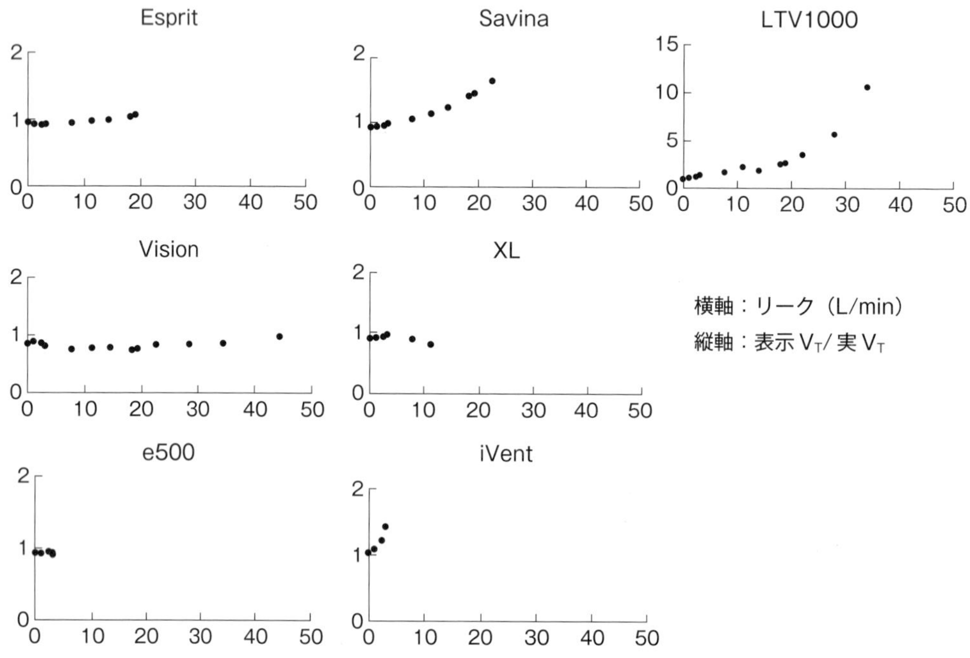

図 3　各種 NPPV 対応人工呼吸器のモニター精度

横軸は PEEP 5cmH₂O の時のリーク量で縦軸は実際の 1 回換気量（VT）に対する呼吸器表示 1 回換気量の割合（1 に近いほど正確）を示す。各人工呼吸器の値は正常動作可能な範囲内で計測した。

のリーク量まで対応して正常動作し続けたが、ICU 用人工呼吸器ではリークを増やすと誤動作が生じた。重症呼吸不全患者に NPPV を行う際には換気量などのモニタリングも重要となるが、リーク存在下では人工呼吸器の計測値は必ずしも信頼できるものではない。テスト肺の入り口でリークを作成したものを用い実際にテスト肺に入ったガス容量と人工呼吸器の計測値の割合を比較したところ、ほとんどの人工呼吸器が実際の換気量より大きな計測値を表示し、リークが増えるにつれてその割合が増大していた（**図 3**）。これに対して NPPV 専用機は全範囲のリークに対して正しい換気量を表示していた。以上のことから、短期間のNPPV試用であればICU用人工呼吸器でもNPPVを実施可能であるが、長期間の使用あるいは重症呼吸不全に対してはリーク補正機能付きICU用人工呼吸器よりはNPPV専用機を用いた方が安全だと考えている。

2　従来型人工呼吸かHFOか？

急性呼吸促迫症候群（ARDS）の人工呼吸においては陽圧人工呼吸により肺を更に傷害することを防ぐために高めのPEEPと少ない1回換気量での保護的換気法を用いるのが一般的である。体重当たり6mlと12mlの1回換気量を比較した北米での大規模臨床試験で6ml/kgの有意に低い死亡率が報告されて以来[2]、1回換気量を制限するのは既に一般的となっているが、さらに1回換気量は少なければ少ないほど肺傷害を起こしにくいとの報告もある[3]。詳しい内容は別項に委ねるが高頻度換気法（high-frequency oscillation：HFO）は解剖学的死腔よりも少ない1回換気量を用いて高頻度で換気を行う。人工呼吸器により作り出された圧振幅は末梢気道に行くに従って小さくなり、肺胞レベルではほとんどゼロになると考えられている。従ってHFOでは平均気道内圧がPEEPであり最高気道内圧でもある。理論的に究極の保護的換気法とも言えるが実際にARDS患者に施行する上では後述するような欠点もあり、従来型換気法に対して絶対に有利とは言えない可能性がある。近年北米で成人ARDS患者に対して実施されたHFOの臨床試験の結果は興味深い[4]。この試験は第2相試験として計画されていたため生存率で有意差を出すほどの患者数がなかった上、対照群の1回換気量が現在標準とされているものより多かったためHFOの優位性を証明できるものではなかった。HFO群で用いた換気回数は5Hzで、二酸化炭素貯留が解決できないときは換気回数を下げて必要であれば挿管チューブのカフを虚脱させる、というプロトコールであったにも関わらずHFO群の方が高い動脈血二酸化炭素分圧を示した。従来型換気でも低1回換気量を用いる結果生じる高二酸化炭素血症を許容するpermissive hypercapnia[5]という考え以外に、二酸化炭素の持つ抗炎症作用に着目して積極的に二酸化炭素分圧を高めにするtherapeutic hypercapnia[6]という考えがある。この臨床試験ではHFO群の方が対照群に比して高めの生存率を示したが、対照群の換気法以外にHFO群の高い二酸化炭素分圧が肺に保護的に働いた可能性がある。換気回数としては現実的に可能であれば高い方が肺に保護的であると考えられているが、現在のdiaphragmを用いた成人HFO用人工呼吸器は換気回数を上げるにつれて1回換気量が減少する（**図4**）。このため換気回数を上げても肺胞換気量は逆に減少する。現在、成人ARDS患者に使用できるHFO用人工呼吸器は世界中で2機種（国内で承認されているのは1機種）あるが、7Hz以上ではその性能に大差はない（**図4**）。本邦で販売されているメトランR100の方が5Hzでの出力が大きいことと、患者の体格の差を考慮すると本邦では北米で見られたような換気上の問題は小さいかも知れない。小児用HFO用機器で

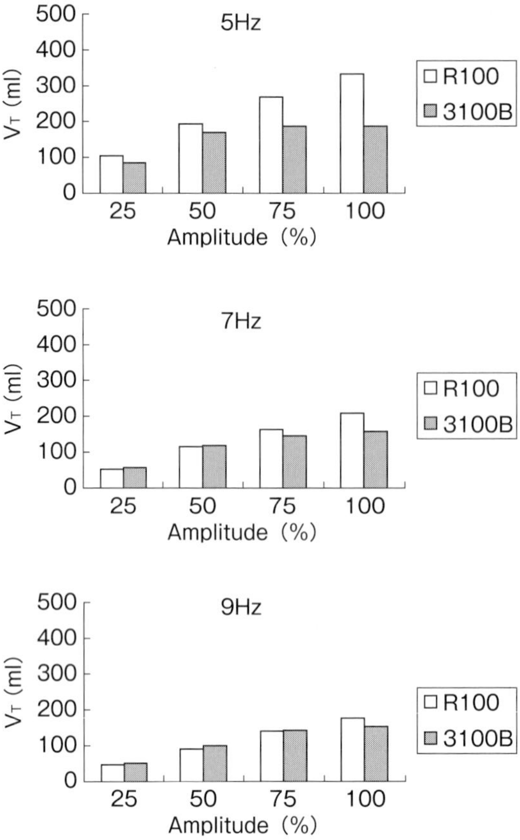

図４　成人用高頻度換気人工呼吸器の性能比較

メトラン R100 と Viasys 3100B をテスト肺を用いて比較した。テスト肺は TTL（Michigan Instruments）を用い、テスト肺に連結した位置センサーの移動量を用いて１回換気量を測定している。横軸は出力で設定可能最大値を 100%としている。

は駆動部分が diaphragm 以外にピストンや疑似的に圧振幅を作り出すものなどあり、圧波形上かなりの違いがある。圧波形の違いそのものが肺保護や換気に及ぼす影響についてはデータがなく、機種選定上の意味は不明である[7]。HFO は既に述べたように理論的には肺に保護的であり、実際未熟児では予後の上でも有効であることが示されているが[8]、成人に単純にこの結果を当てはめる訳にはいかない。なぜなら新生児では人工呼吸器の定常流が患者の自発呼吸１回換気量に対して十分に多いため自発呼吸が混在しても換気可能である。しかし成人では自発呼吸の吸気流速が定常流に対して相対的に大きく、患者が自発呼吸を行うと吸気時に設定平均気道内圧を維持できなくなる。これを防ぐためには深い鎮静と場合によっては筋弛緩の併用も必要となる。深鎮静や筋弛緩はそれ自身、人工呼吸日数を増加させ ventilator-associated pneumonia（VAP）の発生率上昇などを通じて予後に悪影響を及ぼす。HFO の有効性を示すための実際の臨床試験を考えた場合、予後判定で生存率に差がでなかった場合は人工呼吸日数などの項目で判断することになる。この際に深鎮静を要するという特徴が悪影響を及ぼす可能性もある[9]。HFO は現時点では人工呼吸法のオプションの一つではあるが、決して ARDS 患者に日常的に用いる換気法ではない。最適な鎮静法、換気条件の設定などにまだ未確定な要素が多いため従来型換気では管理困難な症例に対して考慮するのが当施設の基本的スタンスである。

【文　献】

1. Miyoshi E, Fujino Y, Uchiyama A, et al. Effects of gas leak on triggering function, humidification, and inspiratory oxygen fraction (FI_{O_2}) during non-invasive positive airway pressure ventilation (NPPV). Chest 2005 ; 128 : 3691–8.
2. The Acute Respiratory Distress Syndrome Network : Ventilation with lower tidal volumes as compared with traditional tidal volumes for acute lung injury and the acute respiratory distress syndrome. N Engl J Med 2000 ; 342 : 1301–8.
3. Frank JA, Gutierrez JA, Jones KD, et al. Low tidal volume reduces epithelial and endothelial injury in acid injured rat lungs. Am J Respir Crit Care Med 2002 ; 165 : 242–9.
4. Derdak S, Mehta S, Stewart TE, Smith T, Rogers M, Buchman TG, Carlin B, Lowson S, Granton J and Multicenter Oscillatory Ventilation. High-frequency oscillatory ventilation for acute respiratory distress syndrome in adults : A randomized, controlled trial. Am J Respir Crit Care Med 2002 ; 166 : 801–8.
5. Hickling KG, Walsh J, Henderson SJ, et al. Low mortality associated with low volume pressure limited ventilation with permissive hypercapnia in severe adult respiratory distress syndrome. Intensive Care Med 1990 ; 16 : 372–7.
6. Laffey JG, Tanaka M, Engelberts D, et al. Therapeutic hypercapnia reduces pulmonary and systemic injury following in vivo lung perfusion. Am J Respir Crit Care Med 2000 ; 162 : 2287–94.
7. Hatcher D, Watanabe H, Ashbury T, et al. Mechanical performance of clinically available, neonatal, high-frequency, oscillatory-type ventilators. Crit Care Med 1998 ; 26 : 1081–8.
8. Courtney SE, Durand DJ, Asselin JM, et al. High-frequency oscillatory ventilation versus conventional mechanical ventilation for very-low-birth-weight infants. N Engl J Med 2002 ; 347 : 643–52.
9. Ferguson ND, Chiche J-D, Kacmarek RM, et al Combining high-frequency oscillatory ventilation and recruitment maneuvers in adults with early acute respiratory distress syndrome : The Treatment with Oscillation and an Open Lung Strategy (TOOLS) Trial pilot study. Crit Care Med 2005 ; 33 : 479–86

（藤野裕士）

14 人工気道の経路は経鼻か経口か？

1 はじめに

人工気道によるメリットとしては上気道閉塞の解除、誤嚥の防止、気道内分泌物の除去、人工呼吸器との接続と考えてよいであろう。一方、人工気道挿入時および挿入中に生じる合併症は経路によって異なる。

2 経鼻、経口のメリット、デメリット

2-1 経鼻挿管のメリット

挿管操作が容易（特に盲目的気管挿管、気管支ファイバー下挿管）
頸椎、口腔、下顎、顎関節に問題がある症例における挿管にも対応可能
喉頭損傷、事故抜管の頻度が少ない[1]
患者の気管チューブに対する違和感が少なく、口腔ケアも容易

2-2 経鼻挿管のデメリット

（1）鼻粘膜等の損傷

鼻粘膜、鼻甲介、鼻中隔などの組織は血流豊富で、経鼻挿管操作の際に損傷して出血が生じうる。このため一般的に凝固障害および抗凝固薬服用中患者、鼻腔、副鼻腔の解剖学的異常を有する患者では禁忌とされている。さらに頭蓋底骨折を疑う症例も禁忌である。

（2）副鼻腔炎

経鼻挿管による気管チューブあるいは経鼻胃管使用による副鼻腔炎の発生は、これらのチューブが副鼻腔の開口部を閉塞するため生じる。経鼻チューブが存在する患者の15～20％において副鼻腔炎が発生し、ほぼ全例で上顎洞に発生する。院内感染症の4％程度を占め、臨床的には肺炎、尿路感染症、カテーテル感染症などが否定された場合の熱源の検索対象として注意が必要である。起因菌としては緑膿菌、黄色ブドウ球菌、カンジダなどが多い。通常の診断は鼻腔からの膿性分泌物をもって診断するが、人工呼吸中の患者ではWaters位での頭部X線撮影で上顎洞の陰影あるいは液面像が用いられることが多い。ただし、治療の必要性の判断には穿刺による定量的細菌検査が推奨されている。経鼻挿管に

よる副鼻腔炎と人工呼吸器関連肺炎との関連は臨床上重要である。実際に経鼻挿管による人工呼吸患者で積極的に副鼻腔炎をスクリーニングし、治療することによって人工呼吸器関連肺炎の頻度を減少させることが可能であった[2]。

2-3 経口挿管のメリット

(1) サイズの大きな気管チューブが使用できる

経鼻挿管の場合は出血や損傷などを起こさずに通過させるためにはより細い気管チューブを用いる必要がある場合が多く、経口挿管の方が外径の大きな気管チューブが使用できる。径の大きなチューブを用いることによるメリットは以下の2点である。

①気道抵抗の軽減。

人工気道に由来する付加的な抵抗は人工気道の長さに比例し、内径の4乗に反比例するため、細径のチューブの方でより気道抵抗が大きい。また吸気流速が早い症例では気流が乱流になるため、さらに気道抵抗が増加する（**図1**）。気道抵抗の増加は呼吸仕事量を増加させ、離脱の障害となるため、最低でも内径7mm、可能であれば8mm以上の気管チューブを選択するべきである[3]。この点では経口挿管の方が有利である。

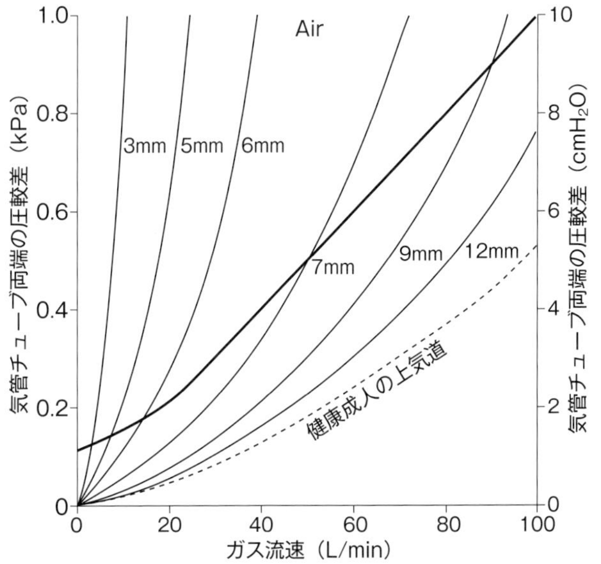

図1　気管チューブ内径および流速と気道抵抗の関係

気道抵抗を気管チューブ先端とスリップジョイント部の間の圧較差として表示。点線は健康成人の上気道、太い実線は臨床上許容しうる限界を表示。

(Lumb AB. Anaesthesia. In : Nunn's applied respiratory physiology. 6th ed. Philadelphia : Elsevier Butterworth Heinemann, 2005 : 297–326. より引用改変)

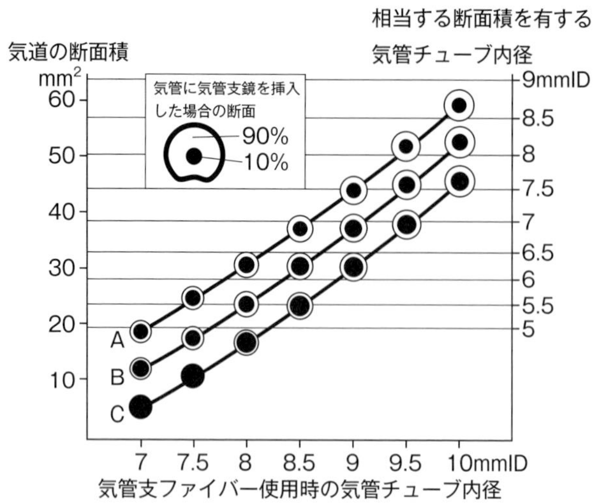

図２　気管支ファイバー使用時の気管チューブの有効断面積

A, B, C はそれぞれ外径 5mm, 5.7mm, 6mm の気管支ファイバーを使用した場合を示す。

（文献4　Lindholm CE, Ollman B, Snyder JV et al. Cardiorespiratory effects of flexible fiberoptic bronchoscopy in critically ill patients. Chest 1978 ; 74 : 362-8. より引用改変。）

②気管支ファイバの使用が容易

気管支ファイバは呼吸管理において頻繁に用いられているが、操作性の観点からは径の大きい気管支ファイバの方が有利である。重症患者では人工呼吸を継続しながら施行する場合が多いが、気管チューブの内径と気管支ファイバの外径の間には2mm 以上の差があることが望ましいとされている(4)（図２）。この点からも経口挿管の方が有利である。

(2) 人工呼吸器関連肺炎の頻度が少ない

経鼻挿管と比較して経口挿管の方が人工呼吸器関連肺炎の頻度が少ないと考えられており、人工呼吸器関連肺炎の予防手段として経口挿管が推奨されている(5)。

3 人工気道の選択基準

3-1 人工呼吸開始時

人工呼吸開始時の経口挿管、経鼻挿管および気管切開の適応を**表１**に示した(6)。

3-2 気管切開への移行時期

長期間挿管には**表２**に示したような合併症が生じてくる(7)。一方、長期間の気道管理の

表1　経口挿管、経鼻挿管、気管切開の適応

経口挿管	経鼻挿管	気管切開
緊急気道確保（蘇生時、意識障害、呼吸停止など） 顔面外傷 頭蓋底骨折 喉頭蓋炎 副鼻腔疾患 出血傾向 気管支ファイバーの使用	長期間の経喉頭的気道確保を予想する症例（注） 頸椎疾患 口腔、下顎の疾患、手術後 顎関節疾患 意識下挿管 咽頭反射が強い症例 短頚 興奮状態	経喉頭的気道確保困難例 長期気道管理の必要が明白な症例 輪状軟骨より近位部での気道狭窄 経喉頭的気道確保による合併症発生 喉頭機能低下症例 気道分泌物喀出困難 CPAP に反応しない睡眠時無呼吸症候群 顔面、頚部の外傷または解剖学的理由による経喉頭的気道確保禁忌症例

（注）本文で述べたように副鼻腔炎および人工呼吸器関連肺炎発症のリスクのため、この適応はなくなりつつある。
（文献6　Marini JJ, Wheeler AP. Airway intubation. In : Critical Care Medicine : the essentials. 3rd ed. Philadelphia : Lippincott Williams & Wilkins, 2006 : 107–19. より引用、改変）

表2　長期間挿管に伴う合併症と不利な点

気道の損傷
誤嚥性肺炎
輪状軟骨膿瘍
喉頭筋損傷
披裂軟骨脱臼
肉芽形成による披裂軟骨部癒着
声帯結節
事故抜管
粘膜損傷
（経鼻挿管時の）鼻中隔損傷
上顎洞炎
中耳炎
過剰鎮静
患者のストレス
声門後部の狭窄
声門下狭窄
気管狭窄
鼻孔、咽頭の潰瘍
輪状披裂軟骨繊維化による声帯の固定
声帯損傷
声帯麻痺
偽膜形成

（文献7　Deem S, Bishop MJ. Airway management. In : Tobin MJ, ed. Principles and practice of mechanical ventilation. 2nd ed. New York : McGraw-Hill, 2006 : 779–800. より引用、改変。）

表3　長期間の経喉頭的気管挿管と比較した気管切開のメリット

気道抵抗減少による離脱の促進
人工呼吸関連肺炎のリスク軽減
人工呼吸患者のICUからの早期退室が可能
栄養経口摂取が容易
発声、意思の疎通が容易
気管内吸引が容易
患者のストレス軽減
患者の行動範囲拡大
直接的な喉頭へのダメージ減少
気道確保が確実で事故抜去のリスク軽減

（文献7 Deem S, Bishop MJ. Airway management. In : Tobin MJ, ed. Principles and practice of mechanical ventilation. 2nd ed. New York : McGraw-Hill, 2006 : 779-800. より引用、改変。）

場合は気管切開のメリットが多く（**表3**）、一定期間で離脱が出来ない症例については気管切開への変更を検討する場合が多い。最近の教科書では気管挿管による呼吸管理が5～7日経過した時点で、次週に離脱できる可能性を評価し、離脱可能性が低いと判断された場合には気管切開を施行すべきであるとされている(3)。

4　まとめ

経鼻挿管の方が経口挿管と比較して固定、事故抜管防止、容認性などの点で優れている。一方、経口挿管が優れている点は径の大きな気管チューブが使用できる点と副鼻腔炎のリスクが少ない点である。最近では副鼻腔炎による人工呼吸器関連肺炎の発症を防止することが優先され、経口挿管が主流である。同様の理由で、従来より早期に気管切開へ移行する傾向にある。

【文　献】

1. Chevron V, Menard JF, Richard JC et al. Unplanned extubation : risk factors of development and predictive criteria for reintubation. Crit Care Med 1998 ; 26 : 1049–53.
2. Holzapfel L, Chastang C, Demingeon G et al. A randomized study assessing the systematic search for maxillary sinusitis in nasotracheally mechanically ventilated patients. Influence of nosocomial maxillary sinusitis on the occurrence of ventilator-associated pneumonia. Am J Respir Crit Care Med 1999 ; 159 : 695–701.
3. Marino PL. The ventilator-dependent patient. In : Marino PL, ed. The ICU Book. 3rd ed. Philadelphia : Lippincott Williams & Wilkins, 2007 : 491–510.

4. Lindholm CE, Ollman B, Snyder JV et al. Cardiorespiratory effects of flexible fiberoptic bronchoscopy in critically ill patients. Chest 1978 ; 74 : 362–8.
5. Guidelines for the management of adults with hospital-acquired, ventilator-associated, and healthcare-associated pneumonia. Am J Respir Crit Care Med 2005 ; 171 : 388–416.
6. Marini JJ, Wheeler AP. Airway intubation. In : Critical Care Medicine : the essentials. 3rd ed. Philadelphia : Lippincott Williams & Wilkins, 2006 : 107–19.
7. Deem S, Bishop MJ. Airway management. In : Tobin MJ, ed. Principles and practice of mechanical ventilation. 2nd ed. New York : McGraw-Hill, 2006 : 779–800.

（小竹良文）

15 気管内吸引は是か非か？

1 はじめに

気管内挿管下に人工呼吸を施行されている患者では、正常な喀痰排出能が低下しており、患者自身で気管を清潔に保つことができない。また、気管チューブ留置により嚥下運動も困難となり誤嚥の機会が増える。そのため、医療スタッフによる気管内吸引が必要になる。しかし、気管内吸引は患者にとって多大な苦痛を伴う行為であるため、患者に与える弊害を最小限にし、かつ最大限の効果をもたらすようにエビデンスに基づいて行う必要がある。

2 気道吸引のメリット、デメリット

2-1 メリット

気道内の分泌物を除去することで、気道の開通性を維持・改善して呼吸仕事量や呼吸困難感を軽減することができる。また、肺炎の治療や誤嚥物の除去による肺炎の予防、無気肺の治療を行うことができ、さらに肺胞でのガス交換能を改善することで低酸素血症の改善も期待できる。

2-2 デメリット

気管内吸引施行時の合併症としては、低酸素血症、血圧変動、頻脈、徐脈、不整脈、頭蓋内圧上昇、気道損傷と気道出血などが挙げられ、無菌的かつ愛護的に操作する必要がある。不整脈や徐脈を誘発する原因として、低酸素血症、心筋の低酸素症と気道刺激による迷走神経反射がある。気道刺激による咳の誘発は気道内圧の上昇をきたし静脈還流量と心拍出量の減少をきたすことになる[(1)]。

2-3 禁忌

気管内吸引が禁忌となる場合は、吸引の結果不利な反応が起きたり臨床症状が悪化する場合のみである。よって、気管内吸引の絶対的禁忌はないが、だからといって必要以上に気管内吸引を行うべきではない。

2-4 人工呼吸中の患者に気道吸引を行う前に注意すべきこと

吸引前の100%酸素を投与する
開放吸引後は用手的に換気する

3 定期的吸引の必要性

わが国のARDSに対するガイドライン(2)では、気管内吸引は、1〜2時間ごとに行うこととし、喀痰量が多い場合には更に頻回に行うことを勧めているが、定期的な気管内吸引が有効か否かに関しては、明らかなエビデンスはない。必要に応じて行っても肺炎の発症率に差がないと言われている。

臨床的に適応がある時はいつでも、吸引による合併症を考慮し、気管内吸引を行うべきである。

3-1 気管内吸引の臨床的適応[3)]

分泌物が気管チューブ内に存在
頻回または持続する咳
聴診での雑音（ラ音）
気道分泌物による低Sp_{O_2}
最高気道内圧の上昇
気道開存が疑われる突然発症の呼吸不全
気道内流量波形上の異常所見

3-2 吸引の結果を評価する

実施した気管内吸引が効果的、安全になされたかどうかをアセスメントする必要がある。

3-3 具体的な評価

呼吸音の改善
最大吸気圧の低下
最大吸気圧からプラトー圧を差し引いた値の減少
気道抵抗の減少や動的コンプライアンスの増加
従圧式人工換気では1回換気量の増加
動脈血液ガスの値やパルスオキシメータによる酸素飽和度の改善
肺分泌物の除去

4　閉鎖式か開放式か

気管内吸引に関連した肺炎は、汚染された手、水、カテーテルなどの使用により下気道に微生物が侵入して発生することが多いと考えられる。よって、閉鎖式吸引でも開放式吸引でも気管内吸引の基本は無菌操作である。

気管内吸引カテーテルには閉鎖式と開放式の吸引カテーテルがある。閉鎖式吸引では回路を開放せずに吸引が可能だが、開放式吸引では回路を開放して吸引を行うので微生物で汚染される可能性が高く、無菌操作に注意を要する。閉鎖式吸引セットは単価が高いが、吸引チューブを単回使用した場合の費用と比較すると経済的な場合もある。ARDSに対するガイドライン(2)では、閉鎖式吸引カテーテルキットの使用は、吸引中の低酸素血症が予測される患者には推奨されている［推奨度B Level Ⅱ］。閉鎖式のカテーテルと開放式の単回使用のカテーテルの比較において、肺炎の発生率が文献により異なる(4, 5)。

開放式吸引において、患者のベッドサイドに消毒剤入りの容器を置き、カテーテルをそこに浸け置きしておくことは、「ディスポーザブル製品を再使用する」という誤りと、「無菌レベルの維持ができていない」という二重の誤りをおかしている。

5　吸引圧について

一般的には、安全な吸引圧は、成人の場合80～150mmHg、少なくても200mmHgを越えないことと言われている。吸引圧が高すぎると、気道粘膜を損傷するリスクが高くなるとともに、低酸素血症、肺胞虚脱、無気肺のリスクも高くなる。同じような理由から、1回の吸引は、Spo_2低下に注意しながら短時間ですませる。

6　生理食塩水の注入

気管内吸引前に約5～10mlの生理食塩水（小児では、生理食塩水を同量の蒸留水で希釈して1～5ml）を気管内に注入する方法は、気道に固着した分泌物や血液塊などを軟らかくする目的で行われる。また、胃内容物を誤飲した時に、酸度を薄め組織障害を防ぐ目的で行われることがある(6)。しかし、生理食塩水注入の有効性を示すエビデンスはなく、低酸素血症、不整脈、血圧上昇などの合併症を引き起こす可能性があるので、注意深く行う必要がある。

7 まとめ

気管内吸引は、呼吸管理を施行されている患者には必要なことである。しかし、不必要な吸引は患者に苦痛を与え合併症の可能性を高めるだけなので、一回に効果的な吸引を安全に行い、吸引回数をできるだけ少なくする工夫が必要である。

【文　献】

1. AARC Clinical Practice Guideline http://www.rcjournal.com/cpgs/etscpg.html
2. Robet E. Airway Management. Critical Care Nurse 2004 ; 24（2）: 93–96.
3. 日本呼吸療法医学会・多施設共同研究委員会．ARDSに対するClinical Practice Guideline第2版．「人工呼吸」2004. ; 21（1）: 44–61.
4. Vonberg RP, Eckmanns T, Welte T., et al. Impact of the suctioning system（open vs. closed）on the incidence of ventilation-associated pneumonia : Meta-analysis of randomized controlled trials. Intensive Care Med. 2006 ; 32（9）: 1329–35.
5. Niel-Weise B. S., Snoeren R. L. M. M., van den Broek P. J. Policies for Endotracheal suctioning of Patients Receiving Mechanical Ventilation : A Systematic Review of Randomized Controlled Trials. Infect Control Hosp Epidemiol 2007 ; 28 : 531–6.
6. 満瀬哲郎．トイレッティング（気管洗浄）ってどんな時に必要なの？岡元和文編．人工呼吸器とケアQ&A．総合医学社．2004 ; 1（3）: 168–9.

（星　邦彦）

16 加温加湿器か人工鼻か？

1　加湿の必要性、重要性

自然呼吸においては吸気時に鼻腔や口腔で外気が加温加湿され、呼気時にはその湿度を一部戻しなら、外気に水蒸気をはきだしている。このはき出している水蒸気は不感蒸泄の一部である。不感蒸泄量は成人で約900ml/日程度であり、そのうち肺からの不感蒸泄量は300ml/日程度といわれている。これは単位体積当たり呼気に含まれる水分量から外気に含まれる水分量を引いた量に1日の換気量をかけたものである。**図1**[1]に自然呼吸における上気道の温湿度を示すが、外気の温湿度を温度、相対湿度、絶対湿度の順に22℃、50％、10mg/Lと仮定すると、この環境での呼気の温湿度は34℃、64％、24mg/Lとなる。従って、24mg/L−10mg/L＝14mg/Lが1回の換気で気道から失われる水分量となり、分時換気回数を15回として、0.014×15×60×24 ＝ 302gの水分が1日あたり呼気から失われる水分量となる。

病院で供給されている医療ガスは全くの乾燥ガスであり、この乾燥ガスを加湿せずに使用すると、1日に500g程の水が気道から失われることになる（上記の計算式の第1項が0.024）。それを補うためには人工呼吸器の加温加湿器につないでいる500mlの蒸留水のボトルを1日1回使用すれば足りることになるだろうか？答えは「否」である。

図1の吸気ガスの気管支第2分岐あたりの温湿度は37℃、100％、44mg/Lである。上記の計算式の第1項を0.044として計算すると950gの水が必要である。人工呼吸器の回路に結露して破棄する水分を考慮すれば1500g程の蒸留水を1日で補充する必要がある。すなわち看護師3交代勤務として1シフトあたり1本の蒸留水を使用しなければ、十分な加湿といえない。

自然呼吸の場合は上気道から奪われる水分は鼻粘膜、口腔粘膜、気道粘膜からそれぞれ奪われていくが、粘膜下には血管が走っていて、その血管から水分が供給され、奪われた水分を補給する。補給が足りなければ鼻粘膜の分泌物が固形化し、固い「はなくそ」となるが、指でほじくるなり、鼻紙でとるなりすれば大事には至らない。ところが、気管チューブを挿管した状態では指は届かないし、鼻紙も使えない。苦しくて暴れると手足を縛られ、鎮静薬が投与される。気管チューブ内には粘膜下血管のように不足した水分の補給路も無い。気管チューブ内の分泌物の固形化は気道閉塞の危険性すらある。また気管チューブ内の乾燥化が進むことはその先の気道粘膜の乾燥化にもつながる。粘膜下血管からの水分の補給があっても粘膜の線毛運動の障害や分泌物の粘稠化は気道のクリアランスの低下

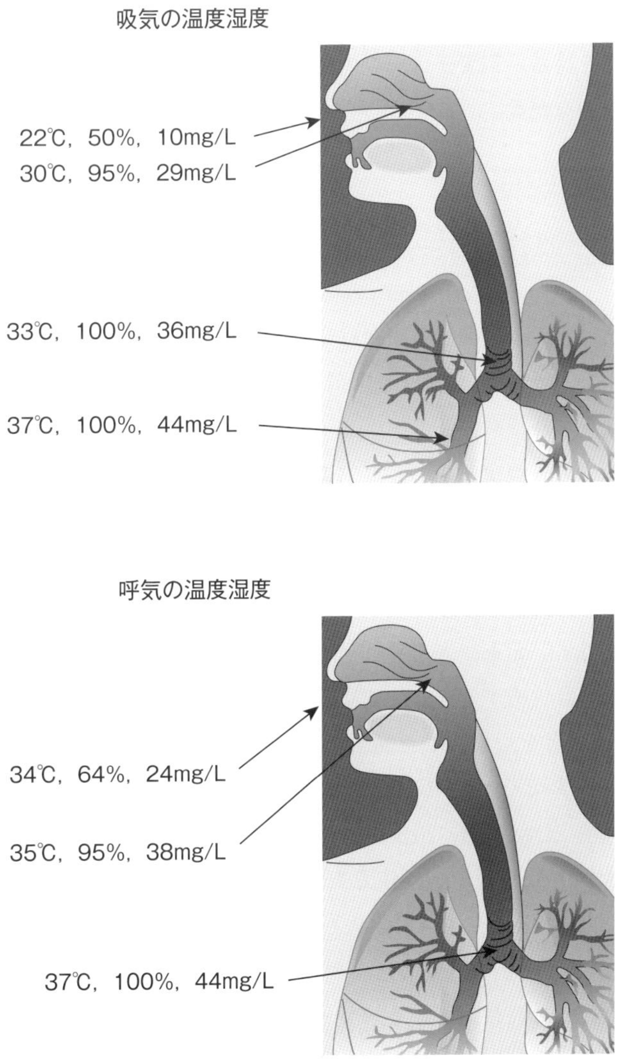

図1　22℃の大気を呼吸している場合の健常人の気道の温湿度分布

(文献1　宮尾秀樹、官川　響、高田稔和、ほか。人工呼吸中の適切な加温加湿。人工呼吸 2002；19（1）：3–11. より引用)

を招き、医原性の肺炎の原因となる。人工呼吸管理中の加湿の必要性と重要性は議論の余地が無いが、そこに関心を寄せる医療関係者は少ないのが現状である。人工呼吸中に気道の乾燥状態を評価することは非常に困難である。気管支ファイバ施行時に気道の乾燥具合を注意する医師が何人いるだろうか？乾燥状態の評価は気管吸引を頻回に行う看護師に聞くのが一番である。「痰が固い」という評価に対して加湿器の条件を上げる医師が何人いるだろうか？ネブライザのオーダーか、喀痰溶解薬の指示を出す医師がほとんどではなかろうか？人工呼吸器の選択、種々の換気法、PEEP、換気量の諸問題を議論する前に気道の加湿の基本を把握する事は非常に重要である。

加湿の必要性、重要性に関する結論：加温加湿器や人工鼻は加湿器というよりは乾燥器であるという概念を持ち、気管チューブ内壁を乾燥させないという意識を持つ事が気管粘膜を保護する事につながる。

2 呼吸抵抗の問題；離脱時での影響について疾患による違いはあるか？

呼吸抵抗の問題は人工鼻に関する事だけを取り上げる。人工鼻の構造は呼気ガスの湿度をトラップして吸気を加湿する部分と細菌フィルタよりなる。細菌フィルタが無いもの（HME）や、細菌フィルタのついているもの（HME フィルタ）、細菌フィルタそのものが人工鼻の性能を持つものなどがある。人工鼻そのものも呼吸抵抗になるが、使用により人工鼻の水分含量が増加すると抵抗は増大する。また、患者の気管分泌物が付着することによっても呼吸抵抗が増加する。人工鼻使用中にネブライザを併用すると水分による呼吸抵抗の増大を来すので併用は禁忌である。ネブライザを使用する際には人工鼻はかならず呼吸回路から取り外す。元来、人工鼻は受動的な加湿器といわれているが、人工鼻に加温プレートをつけ水分も供給する active HME もあるが、ここでは触れない。

Iotti[(2)] らの ICU 患者を対象とした報告では、呼吸抵抗はコントロール（加温加湿器）、HME、HME フィルタでそれぞれ 10.4、12、13.6cmH_2O/L/sec（平均値）と人工鼻で高く、最高気道内圧も 21.4、23.3、26.3cmH_2O であり、自発呼吸のある患者では吸気抵抗、死腔の増加、内因性 PEEP の増加に注意を促している。人工呼吸器離脱時の人工鼻の影響について疾患による違いは特別なものは無いと考えるが、AARC（American Association of Respiratory Care）ガイドライン[(3)] の人工鼻禁忌（粘稠痰、気管支瘻、カフリーク、低体温、高分時換気量、ネブライザ併用）には人工鼻は使用してはならない。Boudelles ら[(4)] は人工鼻を用いると死腔増加や呼気抵抗増加が生じ、内因性の PEEP を含め、人工呼吸器仕事量と患者の呼吸仕事量も増大するため、離脱に悪影響を及ぼすとしている。

呼吸抵抗の問題；離脱時での影響について疾患による違いはあるか？に関する結論：人工鼻は呼吸抵抗により人工呼吸器からの離脱に少なからず影響を及ぼす。

3 コストの問題

7 日間にわたって 1 個の HME フィルタ使用した場合と加温加湿器使用におけるコストを比較した Kollef らの報告[(5)] では、加湿器$5625 に対して HME フィルタでは$2605 と半額以下であるが、AARC のガイドライン[(3)] では HME の使用は 96 時間以内と規制されており、7 日間交換せずに HME フィルタを使用する事は、抵抗と分泌物付着の問題でリスクが高すぎると思われる。コストの問題は、国、病院、保険行政、さらに市場価格などに大きく影響されるため一概に論じえないし、肺炎等の合併症を起こせばDPCや出来高払い方式の有無によっても収支のバランスは変わる。前述のKollefらの報告(5)では、HMEフィルタと熱線入り加温加湿器（F&P社MR730）における人工呼吸器関連肺炎の発症率には差がなかった。筆者の施設では、人工鼻は24時間以内に限定しているが、このような短期間の使用においても人工鼻の使用はコスト面で加温加湿器より有利である。

コストの問題に関する結論：24時間以内の使用に関しては人工鼻の使用はコスト面で加温加湿器より有利である。

4　不適当な加湿器使用、人工鼻使用とは

4-1　加湿器の不適当な使用

加湿器の不適当な使用には過剰加湿と加湿不足があるが、現状では加湿不足による弊害の方が多いし、重大である。正常の自然呼吸の気道内温湿度（**図1**）を目指して、各種国際基準が提唱され、例えばISOは33mg/Lを提唱している。この基準はminimum requirementであり、33mg/Lという絶対湿度の基準にEBMは無い。筆者はこの国際基準に対する疑義を発表した(6)。もちろん44mg/Lに対するEBMも無いが、33mg/Lの湿度条件で長期にわたって人工呼吸が施行されている患者から吸引された喀痰をよく観察すると、もっと条件を上げたくなるのは自明である。吸引を看護師まかせにせずに毎日観察する事をすすめる。また喀痰が全く引けない場合は、極端な加湿不足のために乾燥しきっていると考えた方が良い。抜管直後の気管チューブの内壁は、加湿器の条件が適切であったかどうかを評価するのに最適のモニターである。分泌物の性状をよく観察してほしい。Williamsら(7)は人工呼吸中の加湿は37℃、100%、44mg/Lが最適であることを多くの文献を分析して指摘した（**図2**）。横軸の人工呼吸期間が延びるにつれて、点線が上向きに収束しており、BTPS（37℃、100%、44mg／L）での湿度条件の優位性が理解できる。このように、気管チューブ先端でのBTPSを実現するには、熱線なし加温加湿器では不可能であり、チャンバ温を上げすぎると過剰加湿や気道熱傷を起こしかねない。また、回路内結露が多すぎてその破棄に看護の手間がかかりすぎる。従って熱線なし加温加湿器の使用は、チャンバ温を下げすぎて加湿不足になるのが常である。熱線入り加温加湿器でもっとも普及している機種はフィッシャー&パイケル社のMR730であるが、前述のkollefの論文(5)ではMR730を使用し、35-36℃、100%で設定している。これでは44mg/Lの水分含量に満たない。会社の推奨設定はチャンバ温37℃、口元温39℃の設定であり、理論的には44mg/Lを実現できる事になっている。しかし筆者の測定では、Yコネクターの位置において39℃であっても呼気CO_2測定デバイス、その先の蛇腹、吸引システム、

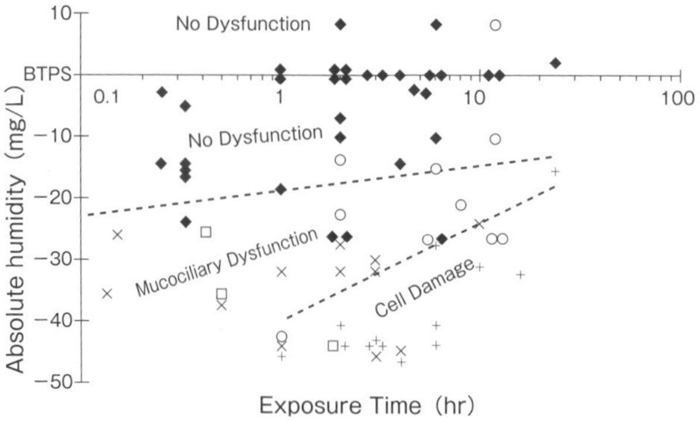

図2　絶対湿度と気道粘膜の障害。

BTPS (Body Temperature Pressure Saturated) は37℃、100%、44mg/L の意味、◆：正常、○：粘調痰、□：粘膜繊毛輸送停止、x：繊毛停止、＋：細胞障害、(文献5　より引用)

L字コネクター、気管チューブなどを経由するうちに、温度が低下し、気管チューブ先端に届くまでに、3～6℃の温度低下がおこる。筆者の所属するICUでは、チャンバ温41℃、口元温39℃の設定を標準にしている。最新機種のMR850は工場出荷時の設定がチャンバ温37℃口元温40℃となっており、調節ダイアルは無い。しかし、**図3**に示す様にある程度の設定変更は業者に相談すれば可能である。

熱線入り加温加湿器は吸気回路内で吸気を加熱するために相対湿度の低下を招きやすい。絶対湿度がそれなりにあっても、相対湿度の低下は気管チューブ内の分泌物の固形化を招き、チューブ閉塞等の重大な医原性合併症を招くことがある。筆者の施設はそのいくつかを発表している(8)。

加湿器の不適当な使用に関する結論：BTPS以下の加温加湿器の使用は不適切である。

4-2　人工鼻の不適当な使用

AARCのガイドライン(3)の人工鼻(HME)の禁忌(粘稠痰、気管支瘻、カフリーク、低体温、高分時換気量、ネブライザ併用)と推奨使用期間(96時間以内)を守る事はminimum requirementである。HMEの加湿性能は機種により若干異なるが、前述のactive HME(これは一種の加温加湿器ととらえても良い)以外はBTPSよりかなり低いため大差は無い。受動的な加湿のため相対湿度は100%であることは利点であるが(8)、絶対湿度はせいぜい30mg/L程度で、BTPSの44mg/Lには遠く及ばない。したがって、HMEは麻酔中や短期間の加湿では簡便で良いが、長期人工呼吸管理には適さない。AARCガイドラインでは96時間以内の使用を推奨しているが、米国NIHのWarren G. Magnuson Clinical CenterのCCM departmentでは24時間以内としている(9)。筆者の施設でも麻酔中を含め24時間以内の使用に限定している。**図4**は筆者のICUで人工呼吸管理中に人工鼻を3日間使用した患者の抜管直後の気管チューブを縦割りにした写真だが、

MR850

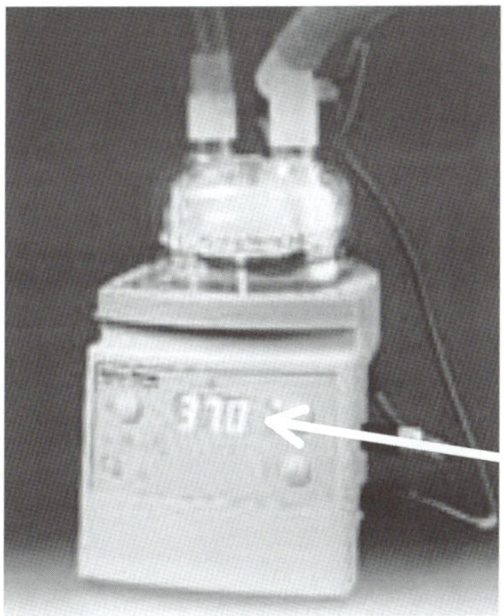

	チャンバ温	口元温
工場出荷時	37℃	40℃
HC 0	37℃	40℃
HC 1	38℃	40℃
HC 2	39℃	39℃
HC 3	40℃	39℃

温度表示はチャンバ温を表示している
（MR730 は口元温表示）
上記の上記の様に設定変更可能である。設定はチャンバ温変更。口元温は自動設定

図３　フィッシャー&パイケル社　MR850 の温湿度設定

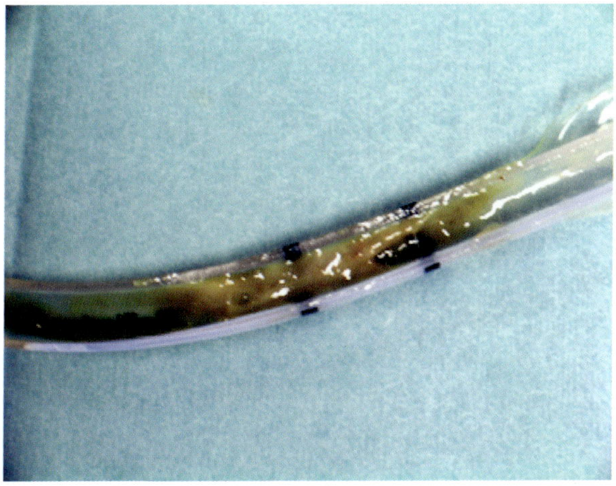

図４　人工鼻３日間使用後の気管チューブ内の分泌物

汚い分泌物が気管チューブ内壁に固着しており、おそらく気管粘膜にも同様の現象がおこっていると思われる。

ICU での人工呼吸管理の加湿をすべて人工鼻で管理している医育機関が少なからずある。たしかに BTPS をかなり下回る様な不適切な加温加湿器の使用（加湿不足により場合によっては気道閉塞を起こす）よりはベターな選択という議論もあるが、重症患者の呼吸管理はすくなくともベースとなる加温加湿条件はベストを目指すべきである。

人工鼻の不適当な使用に関する結論：人工鼻の使用は 24 時間以内を推奨する。

【文　献】

1. 宮尾秀樹，官川　響，高田稔和，ほか．人工呼吸中の適切な加温加湿．人工呼吸 2002；19（1）：3–11.
2. Iotti GA, Olive MC, Palo A, et al. Unfavorable mechanical effects of heat and moisture exchangers in ventilated patients. Intensive Care Med 1997 ; 23 : 399–405.
3. AARC Clinical Practice Guideline —Humidification during Mechanical Ventilation. Respir Care 1992 ; 37 : 887–890.
4. Boudelles GL, Mier L, Fiquet B, et al. Comparison of the effects of heat and moisture exchangers and heated humidifiers on ventilation and gas exchange during weaning trials from mechanical ventilation. Chest 1996 ; 110 : 1294–98
5. Kollef MH, Shapiro SD, Boyd V, et al. A randomized clinical trial comparing an extended-use hygroscopic condenser humidifier with heated-water humidification in mechanically ventilated patients. Chest 1998 ; 113 ; 759–67.
6. Miyao H, Miyasaka K, Hirokawa T, et al. Consideration of the International Standard for Airway Humidification Using Simulated Secretions in an Artificial Airway. Respiratory Care 41（1）: 43–49, 1996.
7. Williams R, Rankin N, Smith T et al. Relationship between the humidity and temperature of inspired gas and the function of the airway mucosa. Crit Care Med 1996 ; 24 : 1920–1929.
8. Miyao H, Hirokawa T, Miyasaka K, et al. Relative humidity, not absolute humidity, is of great importance when using a humidifier with a heating wire. Crit Care Med 1992 ; 20 : 674–679.
9. http://www.cc.nih.gov/ccmd/htmlpg/cctrcs/cctrcsproc.html の Ventilator Management 04-HME Use を参照

（宮尾秀樹）

17 気管挿管中のネブライザは必要か？

1 はじめに

ネブライザ等を用いた薬液吸入の目的は①加湿不足を補う、②喘息やCOPD等に対する気管支拡張薬を直接気管支に投与、③喀痰のための生理食塩水や去痰薬の気管支への直接投与などである。これら薬剤を用いた吸入療法の効果は既に認められており、広く一般に行われている。しかしこれは気管挿管されていない患者で、しかも自力で深呼吸と、最大吸気位での息止めが行える場合である。気管挿管中に施行するには多くの問題があるため非気管挿管者と同じような効果は得られない。結論を先に述べると「気管挿管中のネブライザは不必要である」といえる。

2 エアロゾル発生器具およびエアロゾルの大きさ

気管支や肺実質に何らかの薬剤を投与するためには専用の器具（**表1**）[(1)]を用い、エアロゾル（霧）状にして吸入気流に載せる必要がある。また、エアロゾルの大きさによって沈着する場所が違うためネブライザ自身の性能によっても効果に差が生じる。エアロゾルのサイズは気道内投与を目的とした場合は2～5μm、肺実質への投与を目的とした場合は1～3μm程度の大きさが沈着するのに適している[(2)]。しかし、人工呼吸管理中に広く使用されているSVNやLVNでは（**表1**）前述の大きさのエアロゾルを作り出せる器具は非常に少なく、製品にバラツキがある上に、使用後の手入れ方法等によって性能差が出る[(2)]。USNでもやはりエアロゾルの大きさは信頼性に欠ける。また、SVNやLVNでは水分のみがエアロゾル化され、USNでは超音波振動子の発熱によって水分が蒸発してしまい、どちらも薬液濃度が濃くなる可能性がある[(2)]。

表1　ネブライザの種類

SVN	LVN	USN	MDI
Small Volume Nebulizers	Large Volume Nebulizers	Ultrasonic Nebulizer	Metered Dose Inhalers
小容量ネブライザ	大容量ネブライザ	超音波ネブライザ	定量吸入器

3 気管チューブ

人工呼吸器にて呼吸管理されている場合、人工呼吸器から気管までの間で一番細い（最も抵抗が高い）部分は気管チューブである。効果的なネブライザを行うためにはゆっくりした深い吸気が必要であるが、気管チューブ内は乱流が生じており抵抗はチューブ半径の $1/r^5$ に比例する。当然チューブ径が細い方が抵抗は高く、計算上では内径6mmのチューブ抵抗は内径8mmチューブの4.2倍に増大する[3]。このように挿管された気管チューブにおいて、吸気流速が速い機械換気下では乱流と抵抗によってエアロゾルの損失が予測される。一般的にSVNやLVNでは肺へのエアロゾル沈着は非挿管の成人で薬液量の10～14％であるのに対し、気管挿管チューブを用いた人工呼吸下では1.2～15.3％へと減少し、さらに幼児では0.22％しか沈着しない[4]。MDIでの同様の研究では専用のチャンバを用いて、吸気に合わせてパフを行ったところ、成人で6～11％、幼児で0.9％と、SVNやLVNよりも沈着率が高い[3]。いずれにせよ投与量よりもエアロゾルによる供給量と沈着量は極端に減少するので、至適効果を得るには投与量を増加する必要がある。しかし、β_2刺激薬やテオフィリン薬、抗コリン薬を代表とする気管支拡張薬、喀痰除去を目的としたブロムヘキシン系を代表とした気道分泌液を増加させる薬剤、システイン系に代表される蛋白分解による薬剤等では、実供給量が分からず増量するため二次的副作用発生の可能性がある[3、5]。

4 加温加湿器

ネブライザを行う目的の一つに「加湿不足を補う」と記したが、気管挿管により人工呼吸管理をしている場合、加温加湿器の温度管理を適切に行っていれば加湿不足は起こらないはずである。加温加湿器と、ネブライザを併用した場合、加湿された吸気ガスによってエアロゾルは気管チューブに高い率で吸着し、気管や肺への供給量が減少することが確認されている。乾燥回路でのエアロゾルのチューブ内吸着率は4.2％、加湿回路ではチューブ内吸着率は約3倍の12.9％といわれる[3]。しかし、ネブライザの効率を上げるために加温加湿器をoffにしたのでは本末転倒である。また加温加湿器で吸入ガス温度管理を行う場合はエアロゾルによって温度センサーが温度低下を検知し、ヒーターワイヤーやヒータープレートの誤動作を招く可能性がある[4]。人工鼻を保温保湿の目的で使用することもあるが、エアロゾルによってフィルタの目詰まりを起こすためネブライザを行う際には取り外さなければならない。

5 人工呼吸器の設定

人工呼吸器を使用した呼吸管理下で有効なエアロゾルデリバリを行うにはゆっくりした吸気フロー、1回換気量は500ml以上、漸減波パターンが効果的といわれている。また、補助換気や調節換気、プレッシャーサポートよりも呼吸回路を通した自発呼吸が薬液の肺への沈着が増加するようである。ガス駆動のSVNやLVNでは設定1回換気量が変動して気道内圧が高くなることや、トリガーレベルが変わり自発呼吸を認識できなくなることがあり、注意深い観察が必要である[2, 3]。

6 感染

感染は主に気管チューブカフの外側をすり抜けて流れ込んできたものから引き起こされるが、不潔な吸引操作や汚染されたネブライザが感染源になることもある。ネブライザは汚染されやすいため、CDCガイドラインでは「同一患者の治療の間でもネブライザ器具を洗浄し（水道水は不可）、消毒し（すすぎが必要な場合は）滅菌水ですすぎ、乾燥させなさい。ネブライザのためには滅菌された液体のみを使用し、無菌的にネブライザに分注しなさい。」としている。ネブライザからのエアロゾルはウイルス（約0.017～0.3μm）や細菌（約0.2～10μm）を気管内へ運ぶことができるため、このような厳しい条件となっている。[5]~[8]

7 まとめ

通常の気管挿管下での人工呼吸管理を行っている際のネブライザでは僅か数%しか目標部位に沈着せず、効果的でないばかりか取り扱い方法によっては感染の原因ともなり得る。ネブライザを使用すると痰がよく引けるという話を聞くが、上気道に溜まったエアロゾルを吸引していると思われる。加湿不足の場合はまず適切な加温加湿器設定および全身の水分バランスの確認を行えばよい。よって気管挿管中のネブライザは不必要であるといえる。

【文　献】

1. Nilsestuen J, et al. AARC Clinical Practice Guideline. Selection of Aerosol Delivery Device. American Association for Respiratory Care. Respiratory Care 1992 ; 37 : 891–7
2. Hess DR. AARC Clinical Practice Guideline. Nebulizers : Principles and Performance. American Association for Respiratory Care. Respiratory Care 2000 : 45 (6) : 609–22
3. Dhand. R. AARC Clinical Practice Guideline. Special Problems in Aerosol Delivey : Artificial Airways. American Association for Respiratory Care.Respiratory Care 2000 ; 45 (6) : 636–45
4. Nilsestuen J, et al. AARC Clinical Practice Guideline. Selection of Device, Administration of Bronchodilator, and Evaluation of Response to Therapy in Mechanically Ventilated Patients. American Association for Respiratory Care. Respiratory Care 1999 ; 44 (1) : 105–13
5. Nilsestuen J, et al. AARC Clinical Practice Guideline. Bland Aerosol Administration. American Association for Respiratory Care. Respiratory Care 1993 ; 38 (11) : 1196–200
6. Nilsestuen J, et al. AARC Clinical Practice Guideline. Delivery of Aerosols to the Upper Airway. American Association for Respiratory Care. Respiratory Care 1994 ; 39 : 803–7
7. Nilsestuen J, et al. AARC Clinical Practice Guideline. Selection of a Device for Delivery of Aerosol to the Lung Parenchyma. American Association for Respiratory Care.Respiratory Care 1996 ; 41 (7) : 647–53
8. Nilsestuen J, et al. AARC Clinical Practice Guideline. Assessing Response to Bronchodilator Therapy at Point of Care. American Association for Respiratory Care. Respiratory Care 1995 ; 40 (12) : 1300–7
9. Cole CH. Special Problems in Aerosol Delivery : Neonatal and Pediatric Considerations. American Association for Respiratory Care. Respiratory Care 2000 ; 45 (6) : 646–51
10. CDC Guidelines for Preventing Health-Care-Associated Pneumonia, 2003

（山本信章）

18 気管挿管中の喀痰培養は常に必要か？

1 定義

気管挿管や人工呼吸管理施行前には肺炎はなかったにもかかわらず、気管挿管による人工呼吸開始後 48 時間以降に発症する肺炎を人工呼吸器関連肺炎（ventilator-associated pneumonia : VAP）と定義する。通常炎症の原因は細菌感染に限定されている。非感染性炎症は想定しておらず、また真菌およびウィルスによる感染も考慮されるが、日常臨床ではきわめてまれである。

気管挿管後 4〜5 日以内の発症を早期 VAP、それ以降の発症を晩期 VAP と分類するが，晩期 VAP での原因菌は耐性菌を常に考慮する必要がある。しかし、患者背景因子から医療施設での入院歴や抗菌薬の投与歴がある場合には、期間的に早期 VAP と判断されても原因菌は耐性菌を考慮しなければならない（**図 1**）。

2 疫学

肺炎は ICU できわめて発生頻度の高い感染症であり、人工呼吸管理開始後 48 時間以降での発症率は対象症例の構成や診断基準によって一定していないが、9〜24％と報告されている[(1)]。NNIS（national nosocomial infections surveillance system）によれば人工呼吸日数 1000 日につき平均 8 例[(2)]、本邦での JANIS 院内感染対策サーベイランスによれば人工呼吸日数 1000 日につき 12.6 例の発症と報告されている[(3)]。また、内科系成人を対象にしている ICU での VAP 発症率は 1％/日で上昇している[(4)]（**図 2**）。

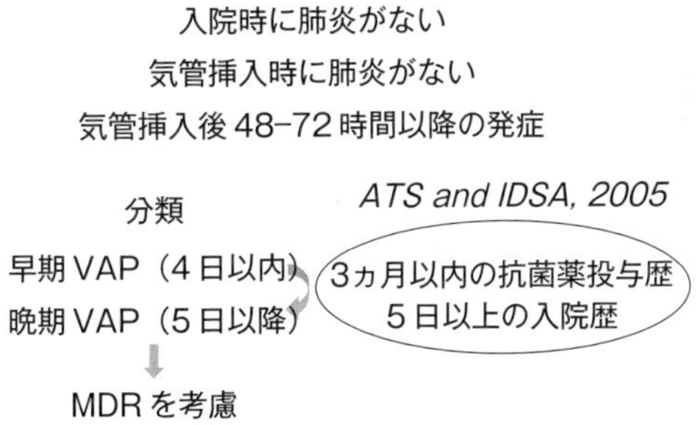

図 1　VAP の定義と分類

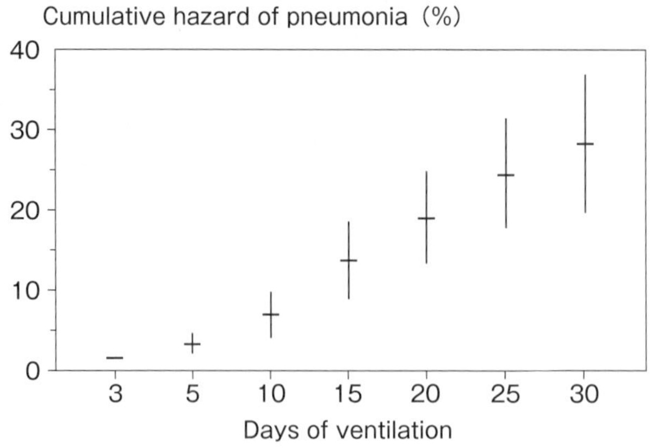

図 2

VAP の発症には宿主、人工呼吸管理期間、起炎菌の強さが関係する。リスク因子は長期人工呼吸管理、再挿管、発症前の抗菌薬投与、原疾患（熱傷、外傷、中枢神経疾患、呼吸器疾患、心臓疾患）、明らかな誤嚥、筋弛緩薬や H_2 ブロッカの使用などがあげられる。その他 VAP と関連性があるとされる項目は低い気管チューブカフ内圧、ICU からの検査などのための移送、仰臥位などがある。

3 発症機序

細菌の進入経路はほとんどすべてが経気道的であり、血行性あるいはバクテリアルトランスロケーション（BT）によるリンパ行性の進入はきわめてまれと考えられている。気管挿管患者では、気管チューブの内側と外側からの進入経路にわけて考える。

気管チューブ内側からの汚染は、各医療施設での院内感染防止対策の遵守によりまず考えにくい(5)。しかし、環境汚染があれば、レジオネラ、アスペルギルス、結核、各種ウィルスなどまれな原因微生物を考慮しなくてはならない。

ほとんどの VAP の原因は、口腔咽頭に存在する病原菌が気管チューブの外側からカフをすり抜けて気管内に進入するためと理解されている。

VAP の発症には原因菌が口腔内に定着（コロニゼーション）することが重要である。経鼻挿管や経鼻胃管が行われている場合には、副鼻腔炎が温床となり同じように重要な意味をもつ。気管チューブの外側を介して声門下カフ上の口腔内貯留物が気管へ流入し、さらに気管チューブ表面でバイオフィルムを形成し、人工呼吸によって気道末梢へ播種されると考えられる。さらに、経鼻胃管などの留置により胃内容物が口腔内に逆流し、同じメカニズムで気道内へ播種される（**図 3**）。

最終的には患者の宿主防御能力と細菌の増殖のバランスにより感染が発症するかどうかが決定される。細菌の定量培養の重要性の由縁である。さらに抗菌薬の投与などさまざま

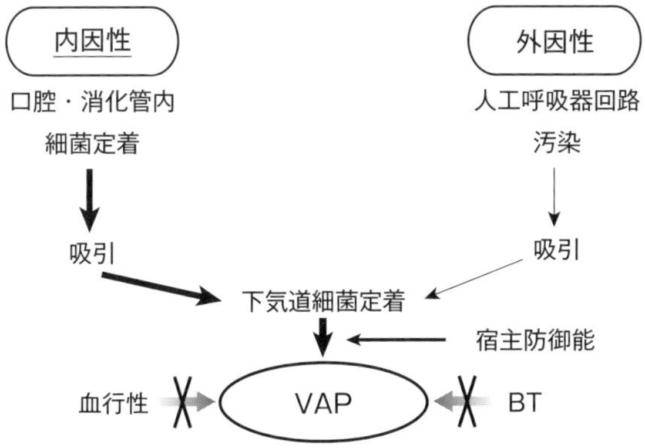

図３　VAP の発症機序

な介入が両者のバランスを左右する。

4　診断

肺炎は病変の首座が肺胞であり病態は炎症であるので、診断では①肺胞に病変が存在すること、②その病変が炎症（＝細菌感染）であること、の二つの条件を同時に満たさなければならない。①では胸部 X 線写真での異常陰影の出現および変化と肺酸素化能の低下（Pa_{O_2} の低下）であり、②の所見として発熱、白血球増多、CRP の上昇、膿性気道分泌物がある。いずれの症状、所見とも特異的ではなく、複数の結果を組み合わせて臨床診断することが大切である。**表１**に CDC による臨床的な VAP 診断項目を示した。

5　原因菌の診断（simple airway sampling と BAL による方法）

VAP の予後を規定する因子は早期の適切な抗菌薬投与であり、同時に耐性菌の防止がきわめて重要である。耐性菌防止戦略の一つとして de-escalation の実施がある[6]。適切な抗菌薬とは理想的には原因菌に対してピンポイントで効果が得られ、内部環境の攪乱を引き起こさないものである。原因菌の同定には数日を要することから、培養結果を待ってからでは早期の抗菌薬投与は不可能である。そこで気道分泌物の培養の提出と抗菌薬投与が行われるが、その際の適切な抗菌薬とは原因菌として耐性菌のリスクが高いと考えられる場合にはそれらを視野に入れることと、当該医療施設あるいは病棟での抗菌薬の耐性を考慮した抗菌薬の選択が最も重要である。そして、数日後の臨床効果と培養結果から de-escalation を積極的に導入することが耐性菌防止に有用となる。

気管挿管されている患者ではコロニゼーションの存在は普通であり、炎症所見がなけれ

表1　VAP 診断（CDC）

胸部Ｘ線：経時的Ｘ線で下記のうち一つ以上
新たなあるいは継続する浸潤影
肺胞充満影
空洞形成
臨床像：下記のうち一つ以上
BT＞38℃
WBC＜4000 あるいは＞12000
70 歳以上で意識障害あり
＋
下記のうち二つ以上
✓膿性気道分泌物、喀痰の性状あるいは増加
✓新たなあるいは憎悪する咳、呼吸困難、頻脈
✓ラ音あるいは気管支音の出現
✓ガス交換障害の憎悪
細菌学的指標（オプション）：下記のうち一つ以上
✓血液培養陽性
✓胸水培養陽性
✓ BALF/PSB 定量培養
✓ BALF 細菌貪食細胞比率＞5%
✓病理組織学的に肺炎

ば細菌が検出されても治療の必要はない[5]。72 時間以内に抗菌薬を変更していないにもかかわらず培養結果が陰性であれば、VAP を否定する強い（94%）予測因子となる[7]。気管チューブから直接吸引された気道分泌物は病変部からの気道分泌物である根拠はないが、肺胞内に細菌が進入する経路はほとんどすべて経気道的であると考えられるので、原因菌である可能性は高い。しかし臨床経過や治療効果に問題ある場合には、病変部から原因菌を検出する積極的な検査が望ましい。

病変部から気道分泌物を採取するには、気管支鏡を用いる方法と盲目的に吸引チューブにより下気道から気道分泌物を採取する方法がある。いずれの方法でも定量培養が推奨される。各診断アプローチの感度・特異度を**表2**に示した[8]。また、気管支肺胞洗浄（BAL）と検体保護ブラシを使用した場合の比較では、BAL の方がより原因菌の診断率は高い。これまでの報告からは BAL あるいは PSB（protected-specimen brush）による細菌定量培養でそれぞれ＞10^{4-5}、＞10^{3}cfu/ml は診断率が高い。さらに BAL では細菌貪食細胞が 2% 以上では 95% の特異性が診断閾値として使用されている。また、血液培養が陽性で下気道からの細菌と一致あるいは胸水の培養が陽性で下気道からの細菌と一致した場合には、VAP の原因菌の可能性はきわめて高い。なお、最近の気管チューブからの直

表2

	感受性%	特異性%
PSB（定量）	82（62-100）	92（60-100）
BAL（定量）	86（72-100）	87（69-100）
吸引痰（定量）	69（38- 91）	80（59- 92）
吸引痰（非定量）	78（57- 88）	19（ 0- 33）

表3　胸部X線からの鑑別診断

うっ血性心不全
無気肺
胸水貯留
肺血栓塞栓症
薬剤性肺炎
肺出血
原病による肺病変
ALI/ARDS
その他

接吸引率とBALでの定量培養の結果からの予後と抗菌薬の使用について比較を試みた多施設試験では、有意差が認められていない[9]。

6　画像診断のピットフォール

人工呼吸器による呼吸管理中の患者において胸部X線写真上に異常陰影を認めた場合、その原因は様々であり、不必要な抗菌薬投与を避けるためにも鑑別診断は大切である。鑑別診断を**表3**に示したが、慎重な読影とともに病変の分布や質の評価に胸部CT撮影を考慮する。

【文　献】

1. Papazian L, Bregeon F, Thirion X, et al. Effect of ventilator-associated pneumonia on mortality and morbidity. Am J Respir Crit Care Med 1996 ; 154 : 91–7.
2. AJIC special article. National Nosocomial Infections Surveillance（NNIS）system Report, data summary from January 1992, through June 2004, issued October 2004.
3. Suka M, Yoshida K, Uno H, et al. Incidence and outcomes of ventilator-associated pneumonia in Japanese intensive care units : the Japanese nosocomial infection surveillance system.Infect Control Hosp Epidemiol 2007 ; 28 : 307–13.
4. Fagon JY, Chastre J, Domart Y, et al. Nosocomial pneumonia in patients receiving continuous mechanical ventilation. Prospective analysis of 52 episodes with use of a protected specimen brush and quantitative culture techniques. Am Rev Respir Dis 1989 ; 139 : 877–84.
5. Niederman MS. Gram-negative colonization of the respiratory tract : pathogenesis and clinical consequences. Semin Respir Infect 1990 ; 5 : 173–84
6. Höffken G, Niederman MS : Nosocomial Pneumonia : The Importance of a de-escalating strategy for antibiotic treatment of pneumonia in the ICU. Chest 2002 ; 122 : 2183–96.

7. Blot F, Raynard B, Chachaty E, et al : Value of Gram stain examination of lower respiratory tract secretions for early diagnosis of nosocomial pneumonia. Am J Respir Crit Care Med 2000 ; 162 : 1731–37.
8. Griffin JJ, Meduri GU : New approaches in the dignosis of nosocomial pneumonia. Med Clin North Am 1994 ; 78 : 1091–122.
9. The Canadian Critical Care Trials Group : A randomized trial of diagnostic techniques for ventilator-associated pneumonia.N Eng J Med 2007 ; 355 : 2619–30.

（相馬一亥）

19 VAP防止に有効な手段はあるか？

1 はじめに

人工呼吸器関連肺炎（ventilator-associated pneumonia；以下VAPと略す）の致死率は33〜50%と言われ、ICUやNICUなど易感染性患者を扱う病棟においてはVAPの予防対策が重要である。本稿では2005年に米国胸部疾患学会／アメリカ感染症学によって作成されたGuideline for the Management of Adult with Hospital-Acquired, Ventilator-associated, and Healthcare-Associated Pneumonia(1)（以下ATS/IDSAガイドラインと略す）をもとに科学的根拠に基づいたVAPの予防法を紹介する。肺炎は感染症の中でも最も診断と治療の難しい感染症の一つである。そこで、肺炎を正しく診断・治療するために必要な知識と抗菌薬使用に関する一般論を最初に論じ、次にVAPをターゲットにした対処法を詳細に述べる。

2 抗菌薬の適正使用

入院患者がひとたび感染症を合併すれば入院期間は延長し、医療コストが増大する。過去における抗菌薬の濫用は、日本国内の様々な病院で耐性菌を蔓延させ、さらなる医療コストの増大を招いてきた。この観点からすると、抗菌薬の適正使用は現代医療における病院の責務と言って良い。以下に抗菌薬の適正使用に関して感染症に対する9大原則を紹介する。

2-1 抗菌薬使用前にまず考えること

抗菌薬を投与する前にどの臓器に感染巣が存在するか、起炎菌が何かを推定することは感染症を診断・治療する上で最優先事項である。抗菌薬を開始してしまうと、起因菌の特定が格段に難しくなる。まず検体を採取し、その後起炎菌を推定して抗菌薬を開始する癖をつける。ただし、敗血症や重症肺炎など致死率の高い重症感染では抗菌薬をただちに開始しないと患者の予後を著しく悪化させるため、培養の結果を待たず抗菌薬を開始する。感染を疑った場合は血液培養を必ず採取し、肺炎なら喀痰培養、胆嚢炎なら胆汁の培養、尿路感染なら尿培養など、標的臓器の培養を検体に供す。

各臓器には特有の起炎菌が存在するため、感染臓器を疑えば自ずと頻度の高い起炎菌を想定することが可能である。各臓器の起炎菌の頻度を掌握し、その頻度に従って抗菌薬を選択する姿勢が医療コストを減少させるだけでなく、耐性菌の蔓延を防止する上で有用である。

2-2 起炎菌の同定はグラム染色と培養を合わせて考える。

血液、胸水、髄液、眼房水、関節液など無菌的な部位から検体を採取する際は採血部位を十分に消毒し、清潔操作で検体を採取し、検体の汚染には細心の注意を払う。血液培養は末梢血2ヵ所で1セットずつ採取する。1ヵ所のみの採血では汚染の可能性が否定できないため、末梢血2ヵ所から好気性と嫌気性培養を10mlずつ採血する。

一般に、培養では保菌と感染の起炎菌の区別ができないため、常在菌叢の存在する便、尿、喀痰などでは培養とグラム染色とを合わせて評価する。保菌と感染の区別をする上でグラム染色は極めて有用である。すなわち、検体に好中球が多いことにより、ホストの炎症反応を確定でき、その部位に感染症が存在するかどうか知る事ができる。また、好中球に取り込まれた菌が起炎菌であると診断される。喀痰は膿性痰を提出し、口腔内常在菌を多く含む唾液の培養は避ける。扁平上皮が多く含まれる唾液は口腔内常在菌が含まれるため、唾液を検体に供すれば保菌が培養され、肺炎に対する抗菌薬の選択を誤る原因となる（**図1**）。また、グラム陽性かグラム陰性か、真菌かのいずれかの区別で抗菌薬を大まかに決定することができる。さらにグラム染色での形態的特徴から起炎菌の種類をある程度同定することも可能である。市中肺炎の多くは肺炎球菌が起炎菌と考えられているが、肺炎球菌は培養が難しいという特徴を持つ。グラム染色では喀痰に肺炎球菌が観察できるが、培養では起炎菌が検出されないという事態がしばしば存在する。ぜひ安価で迅速なグラム染色を感染症診断に有効に活用して頂きたい。

2-3 empiric therapy において、市中感染と院内感染を区別する。

市中感染と院内感染では起炎菌が全く異なる。早期院内肺炎の起炎菌は市中肺炎と同様に耐性の無い肺炎球菌やインフルエンザ桿菌が多数をしめる。一方、後者では緑膿菌やブドウ球菌の感染が多く、多剤耐性菌の可能性が高い。過去にMRSAの保菌が明らかな場合はMRSAの関与も考慮しなければならない。これらの理由により晩期院内肺炎では広域抗菌薬の使用がempiric therapyとしては推奨されている。90日以内に入院歴のある患者や養護老人施設などから搬入された患者は院内肺炎と同様に多剤耐性菌感染のリスクがある。

2-4 嫌気性菌の関与を外せない感染症が存在する。

口腔内、骨盤内、下部消化管などには多数の嫌気性菌が常在する。これらの部位の感染には嫌気性菌が関与する可能性が高い。ところが、誤嚥性肺炎や膿瘍などは検体採取時に好気的環境にさらされると、嫌気性菌が検出されないこともある。そのため嫌気性菌が検

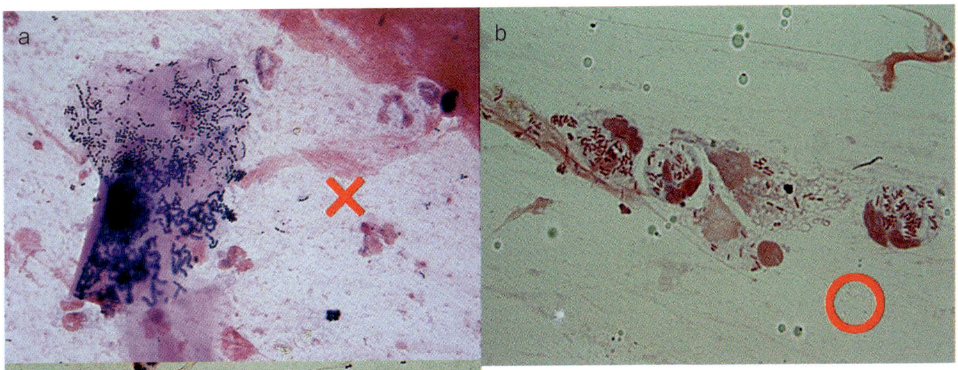

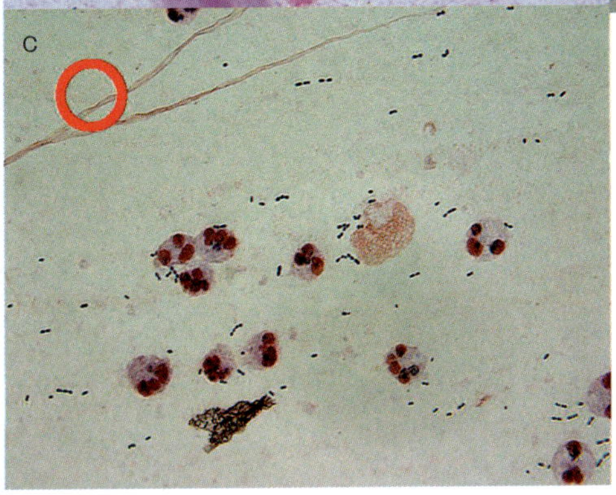

図 1

(a) 喀痰培養としては不適切な扁平上皮に付着した連鎖球菌を多く含む検体。このような検体では真の起炎菌は判明しない。
(b) 膿性痰に含まれる Stenotrophomas maltophlia 好中球に貪食された菌体が多数見れられる。
(c) 好中球に貪食された肺炎球菌
(写真をご提供頂いた近畿大学医学部付属病院　安全管理部感染対策室長　宮良高維先生に感謝の意を表します。)

出されなくてもその存在を考慮する。また、膿胸など好気性菌が繁殖している環境では嫌気性菌の発育に好環境となるため、嫌気性菌の混合感染を考慮する。

2-5 抗菌薬は最大量を投与する。

感染症を疑えば常に抗菌薬は必要最大量を投与する。感染性心内膜炎やカテーテル感染菌血症などの例外を除いて、標的臓器の感染徴候が無くなれば抗菌薬をすみやかに中止する。日本での保険適応上の抗菌薬の投与量は欧米の投与量に比し過小であるため筆者はサンフォード感染症治療ガイドを参照している。高齢者や腎不全では投与量を調節する必要があるが、これらの投与量についても細やかで実際的な設定が記載されている。仮に感染症が治癒しない場合、抗菌薬を十分量を用いていなければ、投与量が過小なのか、起炎菌を見誤っているのか判断が難しい。不十分な抗菌薬投与や不必要な長期投与は患者を治療する上でも有害であり、耐性菌の温床ともなるため厳に慎みたい。

2-6 抗菌薬の選択には組織移行性を考慮する。

縦隔洞、髄液、前立腺などには組織移行のよい薬剤を選択する。カプセル化した膿や胸水はドレナージ優先である。

2-7 抗菌薬の効果判定は標的臓器で行う。

感染症の軽快は何を持って判定するのが良いだろうか？　発熱や白血球、CRP の低下を持って軽快と判断すればよいのだろうか？　実は院内で発症する重症敗血症は発症時低体温を呈することもある。また、重症感染症では白血球が消費されて激減し、白血球減少をきたすこともある。CRP のターンオーバーは 48 時間以上と遅いため、術後患者では 2～3 日目にピークを示す。ショックの後には感染症を合併しなくても白血球や CRP の上昇を来すこともある。白血球や CRP のみでは組織崩壊と感染症を区別することは困難で、感染症の指標としては非特異的にすぎるという欠点を持つ。

では何を持って抗菌薬の効果判定を行えば良いだろうか？　それは感染臓器特有の症状の軽快である。肺炎の軽快は酸素化能の改善（Pa_{O_2} の上昇）、呼吸数の正常化、膿性痰の消失や胸部 X 線の浸潤影の改善が最も重要な指標となる。一方、敗血症ショックではショックからの改善と ARDS や腎不全の軽快など臓器不全が改善することが重要である。体温や白血球や CRP は一つの指標に過ぎない。重症感染症では抗菌薬が効いてくると、遅れて体温が上昇したり白血球が上昇することもある。慌てて抗菌薬を変更すればせっかくの治療が台無しである。これらの値のみに振り回されず、患者の状態を注意深く観察することが必要である。また、高齢者では生体反応が乏しく、体温や白血球や CRP に変化が見られないまま重症化することもあるので注意を要する。

2-8 重症感染症では De-escalation

コンプロマイズドホストは多剤耐性菌に脆弱であり、ひとたび感染を発症すれば極めて難治性で、致死率は高い。髄膜炎、好中球減少症、また ICU や NICU の患者などの重症感染症においては想定しえる全ての起炎菌をカバーする広域抗菌薬での適切な empiric therapy が患者の予後を決定する。起炎菌が同定され次第、感受性のある抗菌薬の中で最も狭域な抗菌薬にすみやかに変更する。このような治療戦略を De-escalation と呼び、患者の予後を改善するだけでなく、多剤耐性菌の発症を抑制する上でも有用である。

2-9 抗菌薬はいつ止める？

抗菌薬は標的臓器の症状が軽快し、培養検体から起炎菌が消失すれば可及的すみやかに中止する。CRP の完全な陰性化を待つ必要は無い。ATS/IDSA ガイドラインでは抗菌薬投与開始 48～72 時間後に抗菌薬の効果を判定し、症状の改善が見られ、起炎菌が培養されなければすみやかに抗菌薬を中止せよとある(1)。8 日間の抗菌薬投与と 15 日間の投与では VAP を合併した ICU 患者の予後に差が無いとの報告があり、緑膿菌など除菌の難しい起炎菌以外では早期に抗菌薬を中止すべきである。ただし、感染性心内膜炎やカテーテル関連菌血症では症状が軽快し、血液培養が陰性化しても、やや長めの治療が後の合併症を減少させる。

3 VAPの予防法

VAPも院内感染の一つであり、一般的な手指衛生が必須である。院内感染における標準予防策の重要性はCDCの手指衛生ガイドライン http://www.cdc.gov/mmwr/preview/mmwrhtml/rr5116a1.htm を参照されたい。本稿ではVAP特有の予防法について延べる。VAPの予防策を**表1**にまとめる。

3-1 気管挿管と人工呼吸管理

気管挿管と人工呼吸管理は肺炎のリスクを6〜12倍に高めるため、可能な限り気管挿管はさける[(2)]。また、再挿管はVAPのリスクを著しく高める。非侵襲的陽圧呼吸（noninvasive positive-pressure ventilation）は心原生肺水腫、COPD急性増悪、好中球減少症などの免疫不全患者や一部のARDS患者の予後を改善する。挿管や抜管後再挿管を回避するための手段としてNPPVの適応を第一に考慮すべきである。

長期人工呼吸ではVAP発症の危険が増加するため人工呼吸期間短縮は予防として極めて有効である。喀痰吸引の際、マスク、帽子、手袋の着用を義務づけるなど標準予防策を遵守し、吸引操作による汚染には細心の注意を払う。吸引チューブの再利用は絶対に避けるべきである。呼吸回路の頻回の交換はむしろVAPのリスクを高める[(3)]。ただし、患者の喀痰を下気道に押し込まないようスタッフは人工呼吸器回路の汚染には十分注意を払うべきである。人工鼻や加湿器は人工呼吸器回路内の保菌を減少させる[(4)]。

VAPの病態生理として、起炎菌が気管チューブにバイオフィルムを形成し、増殖した菌体が気管内に垂れ込むことによって発現すると考えられており、気管チューブの保菌防止が有効である。一般に経鼻挿管より経口挿管が好ましい。カフ内圧は20cmH_2O以上に保つ。また、カフ上部の持続吸引は早期VAP予防に有効との報告がある。

3-2 誤嚥防止、体位と経腸栄養

30〜45°の半坐位は誤嚥予防に有効である[(5)]。特に経腸栄養施行時には半坐位を保つべきである。経腸栄養は今まで肺炎のリスクを高めると考えられてきたが、免疫賦活化の目的ですみやかに開始すべきと推奨されている。ただし、人工呼吸器装着初日に経腸栄養を開始すると、5日後に開始に比してVAPのリスクを高めるとの報告があり、経腸栄養の至適開始時期には異論が多い。なお、胃管よりも十二指腸に留置した管からの経腸栄養がICUにおけるVAPを減少させる[(6)]。

3-3 口腔内除菌

口腔内には常在菌が存在し細菌の温床となるため、マウスケアは有用である。クロルヘキシジンでの口腔内殺菌の有用性は現時点で冠動脈バイパス患者に限定されており日常的

表 1　VAP の予防戦略のまとめ

エビデンスのグレード
レベル 1；適切に実施された無作為臨床試験から強く推奨される。
レベル 2；適切にデザインされた無作為化を伴わない比較対照試験から推奨される。

1）手指の衛生管理など医療従事者の啓蒙
2）抗菌薬の適正使用
　適切な検体採取；下気道の喀痰を採取
　起炎菌の検索；グラム染色と培養を参考に
　不必要な抗菌薬投与回避（レベル 1）
　抗菌薬投与短縮（レベル 1）
3）人工呼吸管理
　気管挿管回避（NPPV の使用）（レベル 1）
　人工呼吸器装着時間短縮（レベル 2）
　経口挿管（レベル 2）
　人工呼吸回路の交換回数限定（レベル 2）
　人工呼吸回路内の凝結物を排出（レベル 2）
　気管内吸引操作など ICU スタッフの呼吸管理レベルの維持（レベル 2）
　声門下吸引（レベル 1）
　半坐位（レベル 1）
　十分なカフ圧維持（レベル 2）
　適正な鎮静薬（レベル 2）
　気道の加湿（レベル 1）
4）その他の管理
　経腸栄養（レベル 1）
　適正なストレス潰瘍予防（レベル 1）
　ストレス潰瘍予防のためのスクラルフェート（レベル 1）
　不必要な輸血回避（レベル 1）
　強化インスリン療法（レベル 1）
　SDD とクロルヘキシジンによる口腔内ケア（日常的使用は推奨しない）

な使用は推奨できない。消毒液の使用には賛否両論がある。いずれにせよ、自浄能力の低下した口腔内をマウスケアで清潔に保つことが VAP の予防に効果的であろう。

一方、選択的腸管殺菌（selective decontamination of the digestive tract ; 以下 SDD と略す）は耐性菌のアウトブレイク時には VAP の有効であるが(7)、耐性菌の温床となるため、日常的な使用は推奨できない。

3-4　ストレス潰瘍の予防

胃酸の酸度を下げる H_2 ブロッカを投与すると、胃が腸内細菌のリザーバーとなることは古くから知られており、胃内容物の誤嚥により VAP のリスクを高める。一方、スクラルフェートは胃内容量や胃酸の酸度に影響を与えず、胃粘膜の保護作用を有するため、

VAPの予防に有用である[8]。ただし、H_2ブロッカに比べ、胃出血の頻度がやや高まる。そのため上部消化管潰瘍の既往のある患者、ステロイド長期投与など発症リスクの高い患者においては、状況に応じてH_2ブロッカかスクラルフェートの予防的投与が推奨される。

鎮静薬を日々中止したり減量したりして過剰な鎮静を抑止することはVAP予防に有用である。また、筋弛緩薬は咳反射を抑制することで気管支の正常なクリアランスを障害し、横隔膜挙上による下肺無気肺を悪化させ、VAPの温床を作るため、その使用を極力避ける。

3-5 輸血と血糖コントロール

血液製剤の輸血を厳しく制御することは感染のリスクを下げ、院内肺炎を予防する効果がある。ヘモグロビン値は7mg/dl程度に保つよう輸血を制限すれば患者の予後が改善するという報告があり、無用な輸血はかえって有害である。また、血糖のコントロールを厳重に行う事は他の感染症のコントロールと同様に、ICU滞在期間や合併症の予防、予後の改善に繋がり、VAPの予防にも有効である。

【文　献】

1. Guidelines for the management of adults with hospital-acquired, ventilator-associated, and healthcare-associated pneumonia. Am J Respir Crit Care Med 2005 ; 171 : 388–416
2. Tablan OC, Anderson LJ, Besser R, et al. Guidelines for preventing health-care-associated pneumonia, 2003 : recommendations of CDC and the Healthcare Infection Control Practices Advisory Committee. MMWR Recomm Rep 2004 ; 53 : 1–36
3. Boisson C, Viviand X, Arnaud S, et al. Changing a hydrophobic heat and moisture exchanger after 48 hours rather than 24 hours : a clinical and microbiological evaluation. Intensive Care Med 1999 ; 25 : 1237–43
4. Kirton OC, DeHaven B, Morgan J, et al. A prospective, randomized comparison of an in-line heat moisture exchange filter and heated wire humidifiers : rates of ventilator-associated early-onset (community-acquired) or late-onset (hospital-acquired) pneumonia and incidence of endotracheal tube occlusion. Chest 1997 ; 112 : 1055–9
5. Orozco-Levi M, Torres A, Ferrer M, et al. Semirecumbent position protects from pulmonary aspiration but not completely from gastroesophageal reflux in mechanically ventilated patients. Am J Respir Crit Care Med 1995 ; 152 : 1387–90
6. Heyland DK, Drover JW, MacDonald S, et al. Effect of postpyloric feeding on gastroesophageal regurgitation and pulmonary microaspiration : results of a randomized controlled trial. Crit Care Med 2001 ; 29 : 1495–501
7. Bergmans DC, Bonten MJ, Gaillard CA, et al. Prevention of ventilator-associated pneumonia by oral decontamination : a prospective, randomized, double-blind, placebo-controlled study. Am J Respir Crit Care Med 2001 ; 164 : 382–8
8. Prod'hom G, Leuenberger P, Koerfer J, et al. Nosocomial pneumonia in mechanically ventilated patients receiving antacid, ranitidine, or sucralfate as prophylaxis for stress ulcer. A randomized controlled trial. Ann Intern Med 1994 ; 120 : 653–62

（小林敦子）

20 人工呼吸中の理学療法は有効か？

1 はじめに

呼吸障害の原因には換気障害、拡散障害、換気血流比不均等、シャントがある。人工呼吸管理による換気量や吸入酸素濃度を高めることでそれぞれ換気障害や拡散障害を改善できる。しかし、仰臥位での陽圧式人工呼吸では、背側の換気量が減少し腹側の換気量を増加させるため、換気血流比比不均等を増悪させる。

呼吸理学療法は、主として換気障害と換気血流比不均等に適応され、拡散障害に有効な手段はない。

この章では、人工呼吸中の理学療法の有効性について検討する。

2 呼吸理学療法の種類

呼吸理学療法の種類には、リラクゼーション、呼吸訓練、排痰法、運動療法およびADL 訓練がある。個々の手技は急性期、慢性期に共通する手技であるが、急性期特に人工呼吸管理下では異なる目的や方法で使用される。急性期における理学療法の適応と禁忌について**表 1**[(1)] に示す。

リラクゼーションは、全身の緊張や呼吸筋の筋緊張・疲労回復が主たる目的である。呼吸器障害者のこれらの緊張は、酸素や換気需要の増加、手術による侵襲などによって呼吸困難感の増強や呼吸筋疲労によって生じることが多い。人工呼吸器では、他動的な換気と酸素濃度のコントロールによりこれらの問題を解決できるので、リラクゼーション訓練を必要とする患者は少ない。しかし、中には挿管、NIPPV、IVH、ドレーンなどによる精神的な緊張のため頸部周囲筋の筋緊張が亢進している患者も少なくない。このような症例にはマッサージ、ストレッチなど頸部周囲筋のリラクゼーションが必要となる。

呼吸筋疲労は数日の人工呼吸管理で疲労を取り除くことができる。長時間の陽圧換気は換気血流不均等を増悪させるので、人工呼吸管理の目的が達成できれば速やかに自発呼吸を促すために呼吸訓練を行う。

呼吸訓練の方法としては、人工呼吸器の設定で自発呼吸を促進するようなモードに変更する方法〔強制換気（synchronized intermittent mandatory ventilation : SIMV）回数の減少、圧支持（pressure support ventilation : PSV）モードへの変更〕、一定時間吹き流

表 1　急性期理学療法における適応と禁忌

適応
・大量の分泌物貯留
・急性無気肺
・下側肺障害
・deconditioning およびその予防
絶対的禁忌
・未治療（胸腔ドレーン未挿入）の気胸
・喀血を伴う肺内出血
・急性期の肺血栓塞栓症
・ショック
・コントロール不良な重症心不全・重症不整脈
相対的禁忌
・循環動態が不安定な状態
・鎮痛不十分な多発肋骨骨折、フレイルチェスト、肺挫傷
・脳外科術後、頭部外傷後の脳圧亢進
・損傷部非固定状態の頚髄損傷
・肺瘻を伴う膿胸

（文献 1　俵祐一ほか。人工呼吸管理中の急性期理学療法。呼吸器ケア　2005；3：959–66 より引用）

しの酸素投与により人工呼吸器を使用せず、自発呼吸で管理する方法（on-off 法）、持続的陽圧呼吸（continuous positive airway pressure：CPAP）モードでの訓練、人工呼吸器の自発トリガー設定を厳しくする、または人工呼吸器の回路内に市販の呼吸筋トレーニング器具を装着し、自発呼吸を促進させる方法などがある[2]。いずれの場合も、全身状態および呼吸状態の安定化と人工呼吸管理となった誘因の改善を確認して進める必要があり、さらに実施の際には、患者の表情やバイタルサインの評価が必須である。

排痰法は、体位排痰法と徒手的に分泌物を移動させるような手技が多く利用されている。分泌物が貯留していると思われる部位を上側にした体位をとり、分泌物貯留部位に呼吸介助手技（スクウィージング）、軽打法、振動法などを加えることが多い。急性期における排痰体位については、修正体位（**図 1**）[3] を用いる場合が多く、背側の強力なドレナージを必要とする場合には腹臥位も検討する。排痰手技については、軽打法、振動法における分泌物移動のメカニズムが明確でなく、種々の合併症の報告もみられるため、人工呼吸管理を含めた急性期における実施は推奨されない。

離床、運動療法および ADL 訓練は全身状態の安定が図られていれば、排痰の促進、廃用予防の面で検討されるべきである。特に、長期間の離脱困難症例では、離床、運動療法による全身の筋力、持久力の向上が期待でき、離脱への有効な手助けとなる可能性がある。介入方法としては、他動的な可動域訓練から開始し、自動介助運動を経て、筋力増強訓練へと移行する。離床については、ギャッジ座位、ベッド上端座位、立位訓練へと移行

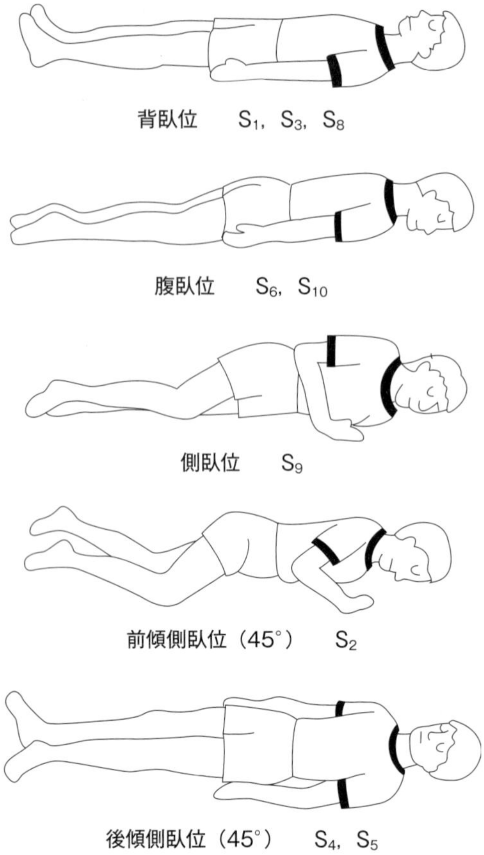

図 1　修正体位

（文献 3　Humberstone, N. et al. “Respiratory Treatment”. Cardiopulmonary physical therapy. Irwin, S. et al. ed 3rd ed. St Louis, Mosby, 1995, 357-60 より引用、一部修正）

し、起立、足ぶみ訓練などの ADL 訓練へと移行する。呼吸訓練と同様に、患者に負荷をかける方法であるため、十分なモニタリングと観察が重要であり、運動療法を進めることで呼吸筋疲労が助長されないよう注意が必要である。

3　体位変換は定期的に必要か？注意する点は何か？

すべての症例において定期的な体位変換の実施は必要ない。症例の病態により介入度を決めて体位変換は行うべきである。例えば術後の人工呼吸管理下にある患者では、リスクファクタの数や重症度によって介入する。

最も体位変換が適応となる場合は、下側肺に分泌物が貯留、肺の硬化像（コンソリデー

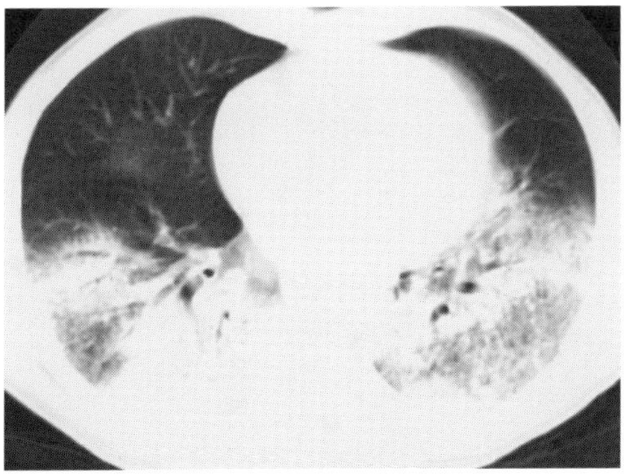

図2　下側肺障害

ション）を認める症例である（**図2**）。臨床的特徴としては、背側肺の虚脱による酸素化不良、肺容量減少に伴う気道内圧上昇のほかに、聴診にて背側肺での肺胞呼吸音減弱、気管支呼吸音聴取である。このような場合では、体位変換の中に積極的に腹臥位を行うと、分泌物の排出、酸素化の改善などが得られる。しかし、腹臥位実施による生存率の改善は確認されておらず、対象選択も含めて導入には注意が必要である。実施にあたっては体位変換により、酸素飽和度の上昇や分泌物の排出が最も認められる体位を選択する。実施時間については、一定の見解はないが、30分〜2時間とする場合が多い。

逆に体位変換が禁忌となる病態は、体位変換により循環動態の悪化を認める症例、有瘻性膿胸の症例、喀血後の症例である。特に有瘻性膿胸や喀血後の症例では、病側肺を上側にすると健側肺に病変を拡大してしまうため、病側肺を上にした体位は禁忌となる。

そのほかの症例で体位変換を行う場合には、体位変換でどのような病態の改善を目的に実施するかを明確にして行う。実施の目的が酸素化の改善や分泌物の排出であれば、それらが得られる体位を選択すべきであり（**図3**[4]）、実施の際には繰り返し聴診による評価やモニタリングで確認していくことが重要である。

4　スクウィージングのエビデンス

スクウィージングに関するエビデンスはない。呼吸理学療法とスクウィージングをキーワードとしてPubmedを検索してもUnokiらの「Effects of expiratory rib-cage compression on oxygenation, ventilation, and airway-secretion removal in patients receiving mechanical ventilation.」1論文であり、人工呼吸管理中の患者にルーチンにスクウィージングを行うことを推奨していない。

また、スクウィージングの手技についても、呼気時に胸郭を圧迫するという項目以外の点で個人差が大きく、力の加え方などは経験に基づいて行っていることも否定できない。さらに、人工呼吸管理中でPEEP付加時に過度の胸郭圧迫を加えることで肺末梢領域の

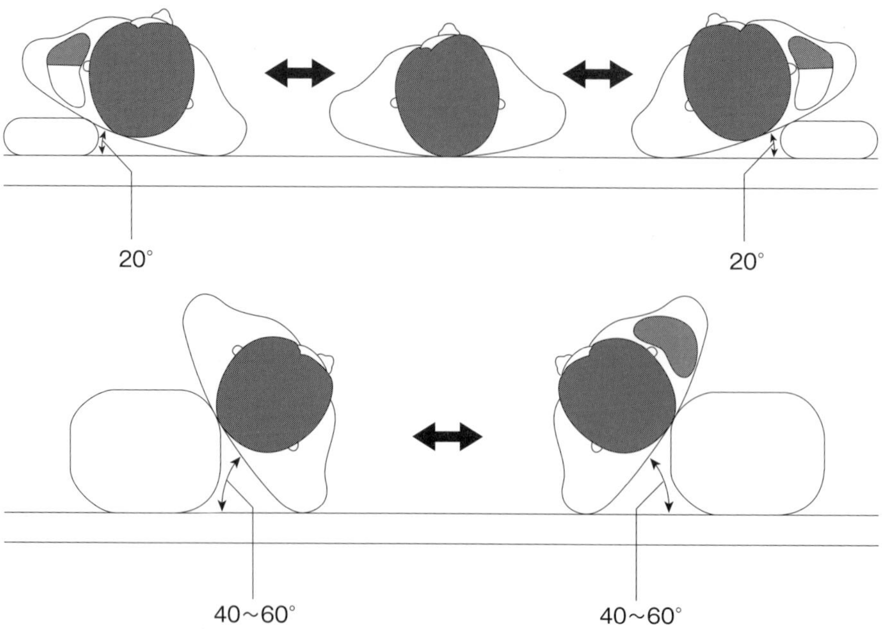

図３　排痰を目的とした体位変換

排痰を目的とした体位変換を行う場合、20 度の側臥位（上段）では十分な排痰効果は得られない。40–60 度の側臥位（下段）が必要である。
（文献４　宮川哲夫。"効率の良い身体：呼吸器に対する理学療法"。理学療法のとらえかた。奈良勲編。東京、文光堂、2001；330. より引用）

表２　急性期呼吸理学療法の根拠

強く推奨する
・患側を上にしたポジショニング（側臥位・腹臥位）は無気肺や酸素化を改善する
・30–45 度の頭部挙上位では、誤嚥のリスクを減少させ、人工呼吸関連肺炎の発症を減少させる
・体位ドレナージは、循環動態や代謝系に影響を与えるため、モニタリングを徹底すべきである
一般的に推奨する
・ポジショニングは循環動態が不安定な患者には注意して施行すべきである
・徒手的肺過膨張手技は無気肺を改善するが、循環動態や気道内圧、換気量をモニタリングしながら行うべきである
・モビライゼーション（離床）は換気能や ADL を改善する
推奨しない、または制限が強い
・ポジションニングは予後は改善しない
・軽打法や振動法では酸素化は改善せず、疼痛や不整脈などの合併症のリスクが高い
・モビライゼーション（離床）の予後への影響は不明である

（文献１　俵祐一ほか。人工呼吸管理中の急性期理学療法。呼吸器ケア　2005；3：959–66 より引用）

虚脱、酸素化の悪化を生じる可能性があるとの報告がある[5]。以上のことからスクウィージングをルーチンに実施することは否定的である。

しかし、実際の臨床場面において、排痰体位とスクウィージングを併用した排痰の実施により分泌物排出を認める。また気管支鏡とスクウィージングを併用した場合に、胸郭圧迫時に中枢側への分泌物の移動が肉眼的に確認される。これらを考えると、前述の軽打法や振動法と比較して、有効である可能性も否定できない。実際の介入においては、適応を含めた十分な評価とモニタリングを行い、実施していくことが必要である。

5 終わりに

以上、人工呼吸中の理学療法の有効性について検討した。現在確認されている呼吸理学療法の有効性について**表2**に記す。人工呼吸管理が必要な症例は、疾患が異なり、病態も様々であり、ひとまとめにして有効性の判断が行いにくい状態である。

現状では実施に肯定的な意見がないものも多いが、さらなる症例の積み重ねと検証が必要と思われる。

【文 献】

1. 俵 祐一ほか. 人工呼吸管理中の急性期理学療法. 呼吸器ケア 2005 ; 3 : 959-66
2. 宮川哲夫. ウイーニングと呼吸筋訓練. 人工呼吸 1996 ; 13 : 38-42
3. Humberstone, N. et al. "Respiratory Treatment". Cardiopulmonary physical therapy. Irwin, S. et al. ed 3rd ed. St Louis, Mosby, 1995, 357-60
4. 宮川哲夫 . "効率の良い身体：呼吸器に対する理学療法". 理学療法のとらえかた. 奈良勲編. 東京, 文光堂, 2001 ; 330.
5. 岸川典明ほか. 呼吸理学療法. 呼吸器ケア 2006 ; 4 : 71-8

（朝井政治・俵 祐一・千住秀明）

21 腹臥位呼吸療法には効果はあるか？

1 腹臥位の生理

1-1 下側肺障害の成因

腹臥位呼吸療法の主たる対象は下側肺障害を有する呼吸不全患者である。下側肺障害の成因は**表 1** に掲げたようなものが考えられる[1]。患者は通常、仰臥位で治療を受けるため、下側肺障害は背中に近い肺に発症する。

喀痰は重力にしたがって下側に貯留しやすいため、末梢気道の閉塞が起こってこの部分の肺胞は虚脱しやすい。鼻腔や咽頭部の貯留物が気道にたれ込んだ場合も同様である。肺感染症の起因菌の侵入経路で重要なのは、経気道的なものであるが、侵入した微生物も下側に入りやすいと考えられる。また、ARDS の発生機序が白血球やサイトカインなどによる肺血管内皮細胞の障害などを介したものであるとすれば、血流が多い背側の障害がひどくなるかもしれない。

肺は空気を含んだ軽い臓器のはずであるが、それでも下側肺にはそれより上にある肺の重みがかかる。ARDS で肺の間質全体が浮腫状になれば肺は重くなって下側にかかる重量はさらに大きくなる。また、経横隔膜的にかかる腹圧も下側の方が大きい。肥満患者や腹部膨満があればこの腹圧も大きいと考えられる。さらに、心臓は胸壁近くにあるため、仰臥位では心臓の重みが肺にかかる。心不全で拡張・肥大した心臓ではなおさらである。こうして、下側肺は周囲から圧迫を受け、気道の閉塞がなくとも虚脱しやすい状況にある[1、2]（**図 1**[2]）。

1-2 腹臥位の生理

（1）血流分布

仰臥位では、血流は重力にしたがって主として下側である背側に分布している。しか

表 1　下側肺障害の成因

1. 喀痰の貯留
2. 経気道的な病原微生物の侵入
3. 血流分布の影響
4. 下側肺の圧迫

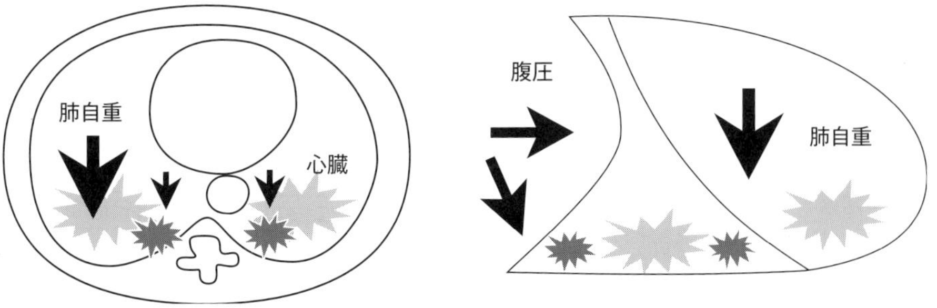

図 1　下側肺障害の成因

下側肺にはそれより上にある肺の重み、腹圧、心臓の重みがかかり、その部分の肺胞は虚脱しやすい。

（文献 2. 竹内宗之、今中秀光。急性肺障害の病態　神津玲（編）：呼吸理学療法最新マニュアル　メディカ出版 2005；31–38. より引用改変）

し、腹臥位にすると血流は腹側（胸壁側）に移動するものと考えがちであるが、実はそうではない。正常肺においても障害肺においても、肺の血流分布は、腹臥位への体位変換によって仰臥位とあまり変化しないことが報告されている[1, 3]。

(2) 換気分布と換気血流分布

麻酔下や筋弛緩下で人工呼吸を受けている患者の横隔膜の動きは、仰臥位においては主として胸壁側が大きく、腹臥位においては背側が大きい。したがって、腹臥位にした時にすぐに起こる Pa_{O_2} の上昇の主因は血流分布の変化ではなく、換気分布の変化（背側の換気の増加）による換気血流不均等の是正によるものが重要と考えられる[4]。

(3) その他の変化

腹臥位にすると、**表 1** に示した下側肺障害の成因の多くが軽減される。体位ドレナージにより喀痰貯留によって虚脱していた肺胞は開くようになる。また、背側肺にかかっていた肺の重みは軽減されるし、その部にかかる腹圧も軽減され、心臓は胸壁に近い位置にあるので重みがとれて、背側の肺胞は開きやすくなるはずである[1]。

2　腹臥位呼吸療法の効果

2-1　Pa_{O_2} は上昇するか？

腹臥位にすると Pa_{O_2} は直ちに上昇することが多い。これは、換気血流の不均等が是正されることによる。しかし、仰臥位に戻した場合も Pa_{O_2} の上昇が持続するためには、病変が治癒に向かう（下側肺の肺胞が開く）まで待つ必要がある。腹臥位にすると下側肺障害部の肺胞が開く条件が整って、同じ治療を続けていても仰臥位より効果が得られやすい可能性がある。血液ガスが改善すれば人工呼吸器の換気条件を軽くできるため、これも肺病変の治癒には有利と考えられる。通常、腹臥位呼吸療法の効果が得られ病変が治癒（改善）するには、数日から1〜2週間が必要と考えられる（**図2**[1]）。

2-2 予後は改善するか？

ARDS患者を対象とした腹臥位呼吸療法に関する報告[5]（randomized controlled trial：RCT）では、全体としては死亡率の改善が得られないが、10日目における酸素化は仰臥位群に比較して有意に改善し、P/F比の低い重症例に限ると死亡率の改善がみられたとされている。また、死亡率の改善はみられなかったが、酸素化の改善が得られ、人工呼吸器関連肺炎（ventilator-associated pneumonia：VAP）の発生頻度が低下したとのRCT[6]もある。これらをみるとARDS患者では予後は改善しないことになるが、下側肺障害を治療する上では仰臥位より有利な点はいくつかあるし、対象症例や重症度などを検討して治験をやり直せば、有効性が実証される可能性もあると考えられる。また、腹臥位呼吸療法の施行法にも、たとえば腹臥位にする時間を一日のうちどのくらいにするか？など、まだ不明な面もある。

2-3 他の呼吸管理法との組み合わせ

腹臥位呼吸療法に低容量換気法や一酸化窒素（NO）吸入療法を併用し、予後が改善したとする報告がある[7, 8]。また、肺リクルートメント手技[1]と組み合わせると効果があるとするものもある[9]。

2-4 腹臥位呼吸療法の実際と実施上の注意点

腹臥位にすると、①片側挿管、②気管チューブの閉塞、③褥創の発生頻度が有意に高くなる[6]、④体位変換にはマンパワーが必要、⑤気管チューブや血管内留置カテーテルの事故抜去が起こりやすい、⑥圧迫による末梢神経損傷などの合併症が発生する、⑦体位変換

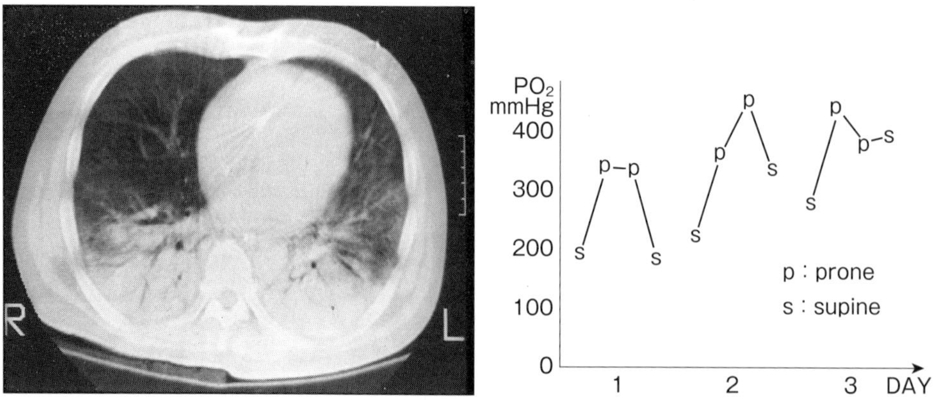

図2 腹臥位呼吸療法の効果

腹臥位にすると Pao_2 は直ちに改善したが、肺病変が改善するには3日間かかった[1]。

による血圧変動が起こりやすい、など不都合な点も多い。心肺停止や不整脈など緊急事態発生時には腹臥位では処置が困難であるなどの問題もある。実施時には、これらの点に十分な注意が必要である。

3 今後の展望

ARDS患者を対象としたRCTでは死亡率は改善しないものの、Pa_{O_2}が上昇するなどの利点があるし、症例を選べば有効であることを証明できる可能性も残されている。たとえば、仰臥位時に肺自体の重量や腹部膨満などのために背側部に無気肺が生じたような症例では、理論的にも腹臥位呼吸療法が有用である可能性が高い。腹臥位呼吸療法の有用性については、今後さらに研究を続けていく価値がある。しかし、その有用性はまだ証明されたわけではなく副作用も無視できないことから、適応症例の選択を慎重に行い、十分な安全性が得られるよう注意して行うことが必要である。

【文　献】

1. 妙中信之，今中秀光，神津　玲．腹臥位呼吸療法　沼田克雄、安本和正編．人工呼吸療法　改定第4版　秀潤社 2007 ; 325–31.
2. 竹内宗之，今中秀光．急性肺障害の病態　神津　玲（編）．呼吸理学療法最新マニュアル メディカ出版 2005 ; 31–38.
3. Glenny RW, et al. Gravity is a minor determinant of pulmonary blood flow distribution. J Appl Physiol 1995 ; 78 : 838–846
4. Marini JJ & Slutsky AS eds. Lung Biology in Health and Disease. Physiological Basis of Ventilatory Support. vol.118, Marcel Dekker, pp 1093–1112
5. Gattinoni L, Tognoni G, Pesenti A, et al. Effect of prone positioning on the survival of patients with ARDS. N Engl J Med 2001 ; 345 : 568–73
6. Guerin C, Galliard S, Lemasson S, et al. Effects of systemic prone positioning in hypoxemic acute respiratory failure. A randomized controlled trial. JAMA 2004 ; 292 : 2379–87.
7. Stocker R, Neff T, Stein S, et al. Prone positioning and low-volume pressure-limited ventilation improve survival in patients with severe ARDS. Chest 1997 ; 111 : 1008–17
8. Papazian L, Bregeon F, Gaillat F, et al. Respective and combined effects of prone position and inhaled nitric oxide in patients with ARDS.
AJRCCM 1998 ; 157 : 580.
9. Oczenski W, Hormann C, Keller C, et al. Recruitment maneuvers during prone positioning in patients with ARDS. Crit Care Med 2005 ; 33 : 54–61.

（妙中信之）

22 人工呼吸中の鎮静は是か非か？

1 鎮静のメリット、デメリット

1-1 なぜ、鎮静を行うのか

人工呼吸を施行されている患者は基本的に重症疾患である場合がほとんどであるため、その原疾患に対する不安から、強い精神的ストレスを感じることが多い。また、これら重症患者は通常、集中治療管理を行われており、集中治療室の性格上、夜間でも騒音（モニタリングの音や患者の入室等）があり、睡眠障害や不快感を伴うこともある。このようなストレスを減弱させるため鎮静は非常に重要な要素をしめる。効果的な鎮静を得るには薬剤による鎮静だけではなく、ベッドの位置を快適な状況に保ったり、安心させるために声をかけるといった薬剤以外のアプローチも重要となる。

精神的ストレスを減弱させる目的以外にも不穏やそれに伴う危険行為によって、鎮静をせざるを得ない場合もある。不穏は敗血症、熱発、脳症（肝性、腎性）、離脱症候群（アルコール、たばこ、不法薬物）薬物治療などによって引き起こされる。

鎮静を効果的に行うために今まで評価法がいろいろ考えられてきており、なかでも 30 年以上前に作られた Ramsay scale はいまだに最もよく使われる鎮静評価スコアである（**表 1**）。ただし、Ramsay scale は不穏の項目が 1 項目しかなく、不穏の程度を推し量るには不十分であり、最近は SAS（**表 2**）や RASS（**表 3**）などの鎮静スコアが広く使われるようになってきた[1~3]。なかでも RASS は最も広く評価されている鎮静スコアであり、信頼性が高い。

また、人工呼吸中の鎮静を考える場合、鎮痛に関しても一緒に考える必要がある。というのもほとんどの人工呼吸中の患者は気管吸引等の痛みを伴う処置や気管チューブの刺

表 1　Ramsay Scale

1	動揺、興奮、落ち着きがない
2	協力的で静穏
3	呼びかけに反応
4	眉間を叩くと速やかに反応
5	眉間を叩くとゆっくりと反応
6	眉間刺激に反応しない

表2 Sadation-Agitation Scale（SAS）

スコア	状態	定義
7	危機的不穏	気管チューブを引く。カテーテルを抜去しようとする。ベット柵を乗り越える。医療スタッフに暴力をふるう。ばたばたする
6	高度不穏	頻回な注意にもかかわらず静かにしない。体の抑制を必要とする。気管チューブを噛む
5	不穏	不安や軽度の不穏がある。座ろうとする。注意により静かにする
4	平静で協力的	平静で、容易に覚醒。命令に従う
3	鎮静	起こすのが難しい。声をかけるか、軽く揺すると覚醒するが、再び眠る。簡単な命令に従う
2	過度の鎮静	身体刺激で覚醒も、意思疎通はできず、命令にも従わない。自発的には動く
1	覚醒せず	強い刺激でもわずかに反応するか、全く反応しない。意思疎通はできず、命令にも従わない

表3 Richmond Agitation-Sadation Score

+4	あからさまに闘争的または暴力的、医療スタッフに危険が差し迫る
+3	チューブまたはカテーテルを引っ張る
+2	頻繁に意味なく動く、人工呼吸器に同調しない
+1	不安または心配そうであるが、動きは活発ではない
0	覚醒し、静穏な状態
−1	完全に覚醒していないが、声に反応し視線を合わせる（10秒以上）
−2	声に反応し、視線を一時的に合わせる（10秒以内）
−3	声に反応して動くが、視線を合わせない
−4	声に反応しないが、物理的刺激に反応し動く
−5	声または物理刺激に反応しない

激、長期臥床による痛みなど人工呼吸により何らかの痛みを伴っているためである。また、手術創や外傷による痛みは理解しやすいが、人工呼吸による痛みは不穏と勘違いされやすく、鎮静薬のみで管理しようとしてもうまくいかない事が多い。これらの理由のため人工呼吸中の鎮静時に鎮痛を考慮することが推奨されている[4]。

1-2 鎮静のメリット

人工呼吸を行われている患者のほとんどにおいて、酸素消費が増加しているが、効果的な鎮静は酸素消費量を減少させ、自律神経系の亢進を抑制する。周術期患者については鎮静薬による健忘症状も治療成績向上に役立っていることが分かっている。人工呼吸器との同調性の向上とそれに伴う呼吸仕事量の減弱のためにも、鎮静は重要である。

鎮痛においても、痛みは血中カテコラミン濃度を上昇させ、心筋梗塞や過凝固、代謝亢進、睡眠障害、不安、不穏を引き起こすため、これらの合併症を減少させるために必要となる。適切な鎮痛・鎮静は患者の苦痛を取り除くことで安心させ、さらには罹患率を減少させる。

1-3 鎮静のデメリット

鎮静のメリットのところで、鎮静薬による健忘は周術期患者には有効と述べたが、それ以外の救急疾患患者に対する効果に関しては疑問が残る。実際、人工呼吸中の健忘が患者利益に貢献している証明はなく、逆に長期の呼吸不全からの回復期に鬱病やPTSDを引き起こすことがあるため、救急疾患患者の神経精神医学上有害である可能性がある。これらのPTSD等には鎮静や原疾患による認識不足が関係しているといわれており、人工呼吸中に認知能力を残すことでこれらの問題を減弱させることが出来る(5)。このため、このような患者に対する過度の鎮静は避けるべきであろう。ただし、筋弛緩薬を投与されている患者に対しては完全な健忘を必要とする。

1-4 鎮痛・鎮静薬の特徴と投与量

現在、人工呼吸管理中の鎮静に用いられている鎮痛薬はモルヒネ、フェンタニルである。海外においては超短時間作用型麻薬であるレミフェンタニルの使用も増えてきている。麻薬は強い鎮痛作用を持ち、血行動態の変化は少ないといった利点があるが、高二酸化炭素血症による反応の減弱を引き起こし、低酸素による反応は消失するため、呼吸抑制を引き起こす。その他にも嘔気・嘔吐、便秘といった副作用をもつ。実際の人工呼吸管理中の投与量を**表4**に示す。

人工呼吸中の鎮静薬としては、ベンゾジアゼピン誘導体（ジアゼパム、ドルミカム）、プロポフォール、デクスメデトミジンが通常使用されており、不穏が強い場合にはハロペリドールが用いられる場合がある。以下に各薬剤の特徴と利点、欠点を示す。

ベンゾジアゼピン誘導体は、脳内のベンゾジアゼピンレセプタを介してGABAレセプタのGABAに対する親和性を高めることで、GABAの作用を増強し、鎮静作用を発現する。利点としては循環抑制が比較的軽く、抗不安、健忘効果、抗痙攣作用などがある。欠点としては分布容積が大きいため、持続投与した場合に肥満患者や高齢者、また肝機能と腎機能が低下していると作用遷延を引き起こす、用量依存性に呼吸抑制があるといった問題点がある。

プロポフォールは脳内の $GABA_A$ レセプタに作用し、レセプタを活性化することで鎮静

表4

薬剤	半減期	単回投与量	持続投与量
フェンタニル	1.5～6時間	0.35～1.5 μg/kg（0.5～1時間ごと）	0.7～10 μg/kg/hr
モルヒネ	3～6時間	0.01～0.15mg/kg（1～1時間ごと）	0.07～0.4mg/kg/hr
レミフェンタニル	3～10分	—	0.6～15μg/kg/hr

表 5

薬剤	効果発現時間	単回投与量	持続投与量
プロポフォール	1〜2 分	・・・	5〜80 μg/kg/hr
ミダゾラム	2〜5 分	0.02〜0.08mg/kg（0.5〜2 時間ごと）	0.04〜0.2mg/kg/hr
ジアゼパム	2〜5 分	0.03〜0.1mg/kg（0.5〜6 時間ごと）	・・・
ハロペリドール	3〜20 分	0.03〜0.15mg/kg（0.5〜6 時間ごと）	0.04〜0.15mg/kg/hr
デクスメデトミジン	5〜10 分	・・・	0.2〜0.7 μg/kg/hr

作用を発現させる。利点としては脂溶性が高いため、末梢組織における急速な再分布を引き起こし、薬物活性時間はほんの数分であり、持続投与速度の変更による鎮静レベルの調節は容易である。抗不安や健忘作用と同じように応答や認知力を減弱させるとともに、抗痙攣作用がある。欠点としてはベンゾジアゼピン系薬剤より血圧低下の程度が強く、呼吸抑制を引き起こしやすい。また高用量長期投与により、プロポフォール注入症候群（不整脈、心不全、代謝性アシドーシス、高 K 血症、横紋筋融解症をきたす）を引き起こす可能性がある。

デクスメデトミジンは強力かつ選択性の高い中枢性 α_2 アドレナリン受容体作動薬であり、鎮静効果は主に青斑核対する作用である。脊髄後角ニューロンの α_2 受容体に作用し、C 神経繊維および Aβ 神経繊維からの侵害刺激伝達を抑制するため、鎮痛作用も併せ持つ。利点としてはその作用機序より呼吸中枢には影響を及ぼさないと考えられており、実際デクスメデトミジンを使用しても呼吸機能は保持される。さらにデクスメデトミジンには α_2C アドレナリン受容体を介した抗不安作用もあり、様々な検査や処置に対して協調性を示す。欠点としては維持量における血圧低下、徐脈が引き起こされる点が上げられる。

ハロペリドールは特に大脳基底核のドパミンに拮抗することで作用を起こすが、詳しいことは分かっていない。呼吸や低酸素呼吸促進に影響を及ぼさない。最近のレトロスペクティブな研究では人工呼吸中のハロペリドールの使用により致死率が下がると報告されている[(6)]。しばしば周囲に対して無関心となり、時折カタレプシ症状をきたすことがあり、QT 延長とトルサデポアンズがまれにおこることが欠点である。

各薬剤の使用量を**表 5** にまとめる。

1-5 まとめ

人工呼吸中の適度な鎮静・鎮痛によりさまざまな合併症の減少、人工呼吸期間や ICU 滞在期間の短縮などにより、患者の outcome が改善されるため[(7)]、人工呼吸中には鎮静・鎮痛は行うべきであろう。ただし、鎮静・鎮痛のデメリットに対しては十分注意が必要であり、それぞれの薬剤の特徴も十分理解することが、鎮静の質を向上させるのには必要である。

最近の報告でも多くの病院で患者の鎮静・鎮痛を評価せずに鎮静・鎮痛薬の投与を行っており、プロトコールを作成し、それに従って薬剤投与を行うことで薬剤量を減弱させることができる可能性があり[8]、結果的に成績向上につながると思われる。

2 筋弛緩薬の適応は？Critical Illness Polyneuropathyについても

人工呼吸管理中の筋弛緩の適応としては人工呼吸器との同調改善、頭蓋内圧亢進の治療、筋攣縮の治療、酸素消費量の増加抑制が挙げられる。その他にも気管挿管時の補助やジバリング予防、検査、侵襲的処置、移動の際の不動化、人工呼吸中の不穏、脳保護を目的とした低体温療法の際のシバリング防止に対する処置に対しても使用可能と考える。筋弛緩薬投与中の患者では臨床的評価及び四連刺激比を用いた筋弛緩の程度のモニターを行うべきである。この場合1～2個の単収縮が出る程度を目標とする。筋弛緩薬の投与を行う場合はあらかじめ鎮痛・鎮静薬を投与し、適切な鎮痛・鎮静が得られていることを確認すべきである。ただし、その使用は他の治療法が無効であった場合に限定されるべきである。特に、筋弛緩薬とステロイドの併用が行われる場合は、可及的速やかに筋弛緩薬を投与中止にすべきである。

critical illness polyneuropathy（CIP）とは重症患者において四肢近位筋を中心とした筋力低下を主症状としており、一週間以上呼吸管理を行った患者の25％に臨床的に有意な症状をきたす[9]。CIPは女性に多く、炎症反応や薬剤及び代謝障害がその原因としてあげられている。遷延する多臓器不全やステロイドの併用、長期人工呼吸管理が危険因子であるとする報告が多い[9]。

筋弛緩薬投与によりCIPが増悪するという明確な証拠はないが、筋弛緩薬投与がCIPの原因の一つとの報告もあり[10]、特にCIPの危険因子であるステロイドとの併用は推奨されていない。

3 バイトブロックは必要か不要か

バイトブロックを使用する目的は、患者の気管チューブ噛み付きによる気道閉塞を防ぐことにある。気道閉塞により、低酸素や陰圧性肺水腫をきたすことが有る。最悪の場合は低酸素血症から心停止にいたる可能性もあり、気管チューブの閉塞を防ぐためのバイトブロックは必要であると考えられる。

しかし、バイトブロックによって口唇や口腔内の損傷が発生したり、患者の違和感が強いためバイトブロックをはき出したり、また、口腔内ケアがしにくいなどの問題がある。このために改良型バイトブロックを作成することによって、これらの問題を解決しようとする報告もあるが、問題点も多い。

4 NPPV 施行中の鎮静

4-1 なぜ NPPV 中に鎮静が必要となるのか？

NPPV を施行する場合、侵襲的処置を行わないため、患者は基本的に鎮静を行われていない。しかし、NPPV ではマスクから流れる酸素流量は非常に多く、はじめて NPPV を使用する患者にとっては抵抗が強い。このような特殊な治療を行われている状況をうまく受け入れられず、不安に陥り不穏に至ることがある。これに対処するために鎮静を必要とする場合がある。しかし、前述している従来の鎮静・鎮痛薬では呼吸抑制が強く、しかも気道反射も抑えてしまうため、基本的に自発呼吸下で行われている NPPV を中止し、気管挿管となってしまう例もあった。ただし、デクスメデトミジンは作用機序が従来の鎮静薬とは異なり、呼吸抑制をきたさないため、NPPV 中の鎮静薬として有用であろう。

4-2 NPPV 中の誤嚥発生率は？

NPPV 中の合併症として報告されているものの中で誤嚥の報告は少ない。NPPV による胃の膨満は 2％程度におこるとされ[11]、誤嚥の確率はそれよりは低いと考えられるものの、やはりある一定の割合であると考えて良いであろう。しかも、気管挿管のように確実な気道確保がされていない状況では、腹部膨満や嘔気・嘔吐を認め、誤嚥を起こしやすい患者に対する NPPV は避けるべきである。

【文　献】

1. Riker RR, Picard JT, Fraser GL. Prospective evaluation of the Sedation-Agitation Scale for adult critically ill patients. Crit Care Med 1999 ; 27 : 1325–9
2. Sessler CN, Gosnell MS, Grap MJ, et al. The Richmond Agitation-Sedation Scale : validity and reliability in adult intensive care unit patients. Am J Respir Crit Care Med 2002 ; 166 : 1338–44
3. Ely EW, Truman B, Shintani A, et al. Monitoring sedation status over time in ICU patients : reliability and validity of the Richmond Agitation-Sedation Scale（RASS）. Jama 2003 ; 289 : 2983–91
4. Jacobi J, Fraser GL, Coursin DB, et al. Clinical practice guidelines for the sustained use of sedatives and analgesics in the critically ill adult. Crit Care Med 2002 ; 30 : 119–41
5. Jones C, Griffiths RD, Humphris G, et al. Memory, delusions, and the development of acute posttraumatic stress disorder-related symptoms after intensive care. Crit Care Med 2001 ; 29 : 573–80
6. Milbrandt EB, Kersten A, Kong L, et al. Haloperidol use is associated with lower hospital

mortality in mechanically ventilated patients. Crit Care Med 2005 ; 33 : 226–9 ; discussion 263–5
7. Kress JP, Hall JB. Sedation in the mechanically ventilated patient. Crit Care Med 2006 ; 34 : 2541–6
8. Payen JF, Chanques G, Mantz J, et al. Current practices in sedation and analgesia for mechanically ventilated critically ill patients : a prospective multicenter patient-based study. Anesthesiology 2007 ; 106 : 687–95 ; quiz 891–2
9. De Jonghe B, Sharshar T, Lefaucheur JP, et al. Paresis acquired in the intensive care unit : a prospective multicenter study. Jama 2002 ; 288 : 2859–67
10. Visser LH. Critical illness polyneuropathy and myopathy : clinical features, risk factors and prognosis. Eur J Neurol 2006 ; 13 : 1203–12
11. Meduri GU, Turner RE, Abou-Shala N, et al. Noninvasive positive pressure ventilation via face mask. First-line intervention in patients with acute hypercapnic and hypoxemic respiratory failure. Chest 1996 ; 109 : 179–93

（赤田信二・竹田晋浩）

23 酸素中毒症は存在するか？

1 はじめに

酸素投与は低酸素血症や組織の低酸素症を改善するために行われる治療法である。しかしその一方で、高濃度酸素や高圧酸素による副作用も存在し、臨床的には酸素中毒として現れる。

好気的代謝に利用される酸素は種々の化学反応を起こすとき反応性に富む活性酸素を産生し、この活性酸素が酸素中毒の原因となる。活性酸素は細胞を障害する強い毒性を持っている。生体は活性酸素に対する除去機構を備えているが、高濃度の酸素投与が続くと活性酸素の産生が亢進して対応できなくなる。

酸素中毒は中枢神経系の障害（脳酸素中毒）と呼吸器系の障害（肺酸素中毒）に大別できる。

2 脳酸素中毒

脳酸素中毒は中枢神経細胞の過剰興奮により起こり、前胸部や心窩部の不快感、不安感、嘔気や嘔吐、めまい、耳鳴りなど多岐にわたる症状が現れる。視野狭窄を呈する場合もあり、筒から覗いたように中心部だけが見え周辺部が見えない tunnel vision を呈する。

筋肉の痙攣も代表的な症状で、特に眼、口や顔面、手の筋肉の twitching（攣縮）が見られる。1965 年の報告で Lambertsen はこの筋症状を以下のように表現している。「眼、口、前額部、手など部分的な筋肉の引きつけが痙攣に先立つことが多い。横隔膜の運動失調が起こることもある。そのうち興奮が全身に広がり、強直性痙攣を起こす。その後、頭頚部、躯幹や四肢などの間代性痙攣が 1 分以上起こる。」

このように多岐にわたる中枢神経系症状の発生率に関して、一定のコンセンサスは得られていない。1947 年から 1986 年にかけて海外で報告された脳酸素中毒を呈した約 550 名の症例の統計を見ても、各症状の出現率に一貫性は見られていない。

ラットを用いた高圧酸素曝露実験では、EEG で spike が現れて神経細胞の異常興奮が起きていることが観察され、また、痙攣に先立ち脳内の γ-アミノ酪酸（GABA）濃度の減少が見られる。GABA は抑制性神経伝達物質であり、この GABA の減少が神経細胞の異常な興奮を引き起こすと考えられている。

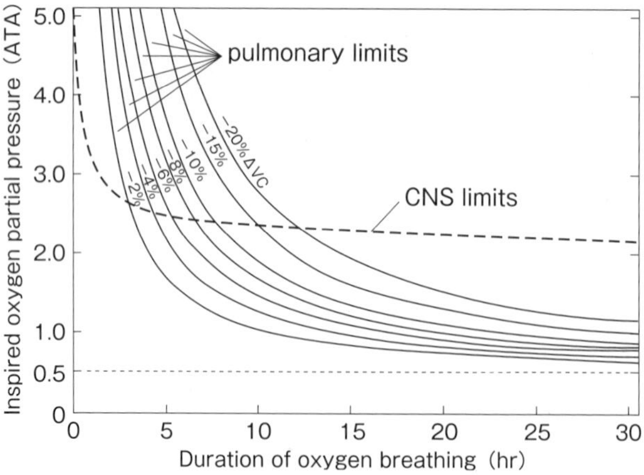

図　健常人における酸素耐性曲線

米海軍では脳酸素中毒の主な臨床症状をVENTID（V : visual disturbances、E : ear disturbances、N : nausea、T : twitching、I : irritability、D : dizziness）という語呂合わせで覚えている。

3　肺酸素中毒

肺酸素中毒の症状には吸収性無気肺、急性気管・気管支炎、ALI/ARDSなどがある。

気道が分泌物などで閉塞し、その末梢の肺胞内ガスが血液中に徐々に吸収され肺胞腔が虚脱したものを吸収性無気肺という。空気呼吸下でも吸収性無気肺は生じるが、気道が閉塞しても窒素の吸収には時間がかかるため肺胞の虚脱は遅れる。しかし、高濃度の酸素吸入下で気道が閉塞すると酸素は容易に吸収され肺胞は短時間で虚脱する。吸収性無気肺が生じると肺活量の減少と肺内シャントの増加が起こる。

気管・気管支炎症状としては初期から現れる咳嗽や胸骨後面の不快感や痛みがある。進行すると咳嗽や胸骨後面の不快感は増悪し、慢性の呼吸困難を生じる。

ALI/ARDSでは肺胞上皮細胞や内皮細胞の障害が起こり、肺胞や肺間質のうっ血と浮腫を来たす。胸部X線写真で肺野の浸潤影を認め、換気/血流比の不均衡、肺コンプライアンスの低下、肺胞—動脈血酸素分圧較差（$A\text{-}aD_{O_2}$）の拡大などが起こる。

肺の病理変化は一般に酸素曝露の程度に応じて段階的に進行する。急性期には無気肺、浮腫、肺血管の鬱血などが認められ、慢性期になると増殖期と呼ばれII型肺胞上皮細胞の増殖と硝子膜形成が見られる。最終的には肺胞上皮の肥厚、間質の線維化を起こす。更に、毛細血管が障害され拡散能が低下し、肺機能は極度に低下する（線維化期）。肺は種々の程度に毛細血管循環が障害され、間質や肺胞上皮の肥厚のため拡散能が低下する。ラットを用いたCrapoらの研究では、種々の酸素分圧と曝露時間によってI型肺胞上皮細胞の縮小、血管内皮細胞の破壊、Ⅱ型肺胞上皮細胞の増殖、肺胞壁の肥厚、肺間質内への単核球や多核白血球の浸潤などが観察されている。

酸素中毒による組織障害は、投与される酸素分圧と曝露時間に依存している（吸入酸素分圧 P_{IO_2} × 吸入時間）。高濃度の酸素でも短時間の投与であれば許容され、逆に、高濃度ではなくても長時間の投与により酸素中毒を生じる可能性がある。健常人における酸素耐性曲線を**図**に示す。pulmonary limits は 50％の人でみられる肺活量の変化を示し、CNS limits は 10％の人に神経症状がみられる場合を示す。

酸素療法は上記のような障害の発生を念頭において行うべきである。

【文　献】

1. Jenkinson S G. Oxygen Toxicity. NEW HORIZONS 1993 ; 1 : 504–11
2. Bitterman : CNS Oxygen toxicity. Undersea and Hyperbaric Medical Society 2004 ; 31 : 63–72
3. Crapo JD, Peters-Golden M, Marsh-Salin J, et al. Pathologic changes in the lungs of oxygen-adapted rats.
   Laboratory investigation 1978 ; 39 : 640–53
4. Clark JM. Oxygen Poisoning. Hyperbaric&Undersea Medicine 1981 ; 1 : 1–12
5. 高気圧酸素治療の副作用．徳永昭．高気圧酸素治療法入門（第 4 版）．東京：日本高気圧環境医学会 ; 2005. 89–102

（永野達也・川前金幸）

24 人工呼吸中は経腸栄養か静脈栄養か？

1 はじめに

人工呼吸が必要な症例における低栄養状態は、免疫能の障害、換気機能の障害、呼吸筋力の減弱化と関連している。それに伴って、人工呼吸器への依存期間が延長し、肺炎をはじめとする感染症の罹患率が上昇し、死亡率も上昇する(1)。これらの問題に対処するために栄養療法が実施される。その最終的な目標はアウトカムの改善であるが、方法論として、経腸栄養を行うべきか、静脈栄養を行うべきかについては、議論が分かれる部分でもある。栄養療法が人工呼吸管理中に極めて重要な役割を果たしていることは、議論するまでもないことである。

2 経腸栄養、静脈栄養、それぞれの方法のメリット、デメリット

人工呼吸中でも経口摂取が可能な場合があるが、それは、ある程度の慢性期である。急性期の人工呼吸管理における経腸栄養（enteral nutrition：EN）は、経管栄養法（tube feeding）を意味する。経鼻チューブ、胃瘻、空腸瘻から経腸栄養剤を注入することになる。ただし、経鼻チューブでも先端を胃、十二指腸、空腸に留置することができるし、胃瘻でも先端を十二指腸、空腸へ位置させることができ、病態によって選択する。静脈栄養（parenteral nutrition：PN）の場合は、カテーテルを末梢静脈に留置する末梢静脈栄養（peripheral parenteral nutrition：PPN）と、中心静脈に留置する中心静脈栄養法（total parenteral nutrition：TPN）に分けることができる。しかし、PPN では、大量の脂肪乳剤を投与しなければ十分なエネルギを補給することができない。この議論を、それぞれの方法を単独で用いた場合、と考えると、同格として比較することはできないので、静脈栄養とは TPN とする。

表 1 に示すように、静脈栄養と経腸栄養の間ではメリットとデメリットにおいていくつかの違いがある。投与した栄養素が腸管から吸収され、門脈を経由して肝臓で代謝されるという点で、静脈栄養に比較して経腸栄養の方が生理的である。従って、実施可能であるならば経腸栄養が選択されるべきであろう。また、医療費の点でも経腸栄養の方にメリットがある。静脈栄養の合併症として重要視されるカテーテル敗血症は経腸栄養では発生しないし、胆汁うっ滞も経腸栄養では発生しにくい。さらに、腸管を使用しないことによ

表 1　静脈栄養と経腸栄養のメリット、デメリット

	静脈栄養	経腸栄養
生理的度合い	非生理的	生理的
組成の修正	容易	困難
投与量の把握	容易	時に困難
手技	複雑	やや複雑
消化の必要	なし	製剤によりあり
吸収能の必要性	なし	あり
感染	カテーテル敗血症	肺炎
誤嚥性肺炎	なし	あり
腸管粘膜の萎縮	起きる	起きにくい
便量	ほとんどなし	少量から中等量
下痢	なし	時にある
腹部膨満	なし	時にある
胆汁うっ滞	あり	なし
bacterial translocation	起こりうる	起こりにくい
費用	高価	安価

って起こる腸管粘膜の萎縮、bacterial translocation という問題を考慮した場合、経腸栄養の方が有利となる。しかし、組成の修正は静脈栄養の方が容易に、迅速に実施することが可能である。また、投与量の把握として、実際に投与した栄養素がどれだけ利用されているのかという問題においても、静脈栄養の方が有利である。経腸栄養の場合、消化管内はある意味でブラックボックスとなる。

しかし、経腸栄養で問題になるのは消化器系合併症である。すなわち、静脈栄養に比して下痢や腹部膨満という合併症が発生する可能性が高い、と言う点である。これは、実際に病棟において管理する場合、かなりやっかいな合併症であり、看護師にとっても手間のかかる問題となる。また、誤嚥性肺炎が発生する危険性は、胃内への経腸栄養剤を投与している場合には静脈栄養よりも高い(2)。この誤嚥性肺炎という問題が(3) 積極的には経腸栄養を実施しない、という根拠になっている施設も多い。

3　経腸栄養か？静脈栄養か？

人工呼吸中の栄養管理法としては、静脈栄養よりも経腸栄養を選択することが推奨されており、いくつかのガイドラインにおいて示されている(4)。Canadian Clinical Practice Guideline(5) では meta-analysis の結果として、両者間で死亡率には差がないものの、感染性合併症の発生頻度が経腸栄養が有意に低率であることが、その重要な根拠としている。

それでは、実際の臨床においては、経腸栄養の選択にどこまでのプライオリティがあるのであろうか？まず、管理面では、TPNの場合には中心静脈カテーテル（central venous catheter：CVC）を挿入すれば、あとはキット製品となっている高カロリー輸液製剤を輸液ラインに接続するだけでよい。最近はビタミン加高カロリー輸液製剤も広く普及している。微量元素製剤は短期間であれば投与する必要がない、とする意見もある（筆者は微量元素製剤も毎日投与する必要があると主張している）。経腸栄養でみられる下痢、腹部膨満[6]というやっかいな合併症はTPNで発生することはほとんどないし、CVC挿入部のドレッシング交換は週1回、輸液ラインの交換も週1回でよく、非常に管理は楽である。

一方、経腸栄養の方が栄養療法として優れている、という観点から静脈栄養を見ると、まず中心静脈カテーテルを留置するに際しての危険性がある。鎖骨下穿刺や内頚静脈穿刺で生命に関わる合併症が発生していることが重大な問題となっている。これに対し、経腸栄養の場合は経鼻胃チューブあるいはPEG（percutaneous endoscopic gastrostomy：経皮内視鏡的胃瘻造設術）という方法は、大きな合併症を発生することなく留置できるとされている（ただし、経鼻チューブの気管内誤挿入、胃瘻交換時の腹腔内への経腸栄養剤注入などの重篤な合併症もある）。感染性合併症としてのカテーテル感染症の場合、真菌が原因であれば、真菌性眼内炎を併発して視力低下・失明という問題を起したり、深在性真菌症へ進展する可能性もある。経腸栄養では、当然このカテーテル敗血症という問題は発生しない（しかし、経腸栄養を行っていても、輸液管理やモニタリングのためにCVCが留置されている場合が多く、この場合はカテーテル敗血症の危険性は否定できない。ただし栄養輸液と単なる電解質輸液では輸液内での微生物増殖に違いがあるので、この点での解釈も必要である）。

結論として、人工呼吸中は経腸栄養あるいは静脈栄養か、という問題を考えると、たとえ現実問題として静脈栄養の方が管理は楽で、先に述べた様々な利点が静脈栄養にあっても、栄養投与経路としては経腸栄養の方が生理的であり、感染性合併症の発生頻度が有意に低いため、経腸栄養にプライオリティがある。

4 糖尿病患者においては？

経腸栄養にプライオリティがある、という点では糖尿病患者も同様である。積極的にインスリンを使用しながら、経腸栄養を実施するように推奨されている。インスリンの投与方法については、人工呼吸中には静脈ルートがほとんどの場合作成されており、必要であれば静脈内インスリン投与にて対処できる。現在市販されている糖尿病用経腸栄養剤の効果については、結論は出ていないのが現状である[7]。また、糖尿病患者に対して経腸栄養を行う場合、胃運動不全麻痺、胃排出能異常、小腸運動の障害が問題となる。特に血糖値のコントロールが不良な場合には、これらの症状が悪化する[8]。しかし、この胃運動麻痺そのものが原因で静脈栄養の適応となることはほとんどない。胃運動促進剤を用いたり、胃瘻造設を行って幽門後である十二指腸や空腸から栄養投与を行うことにより経腸栄養が可能になるからである。

5 胃全摘術後患者においては？

胃全摘術後患者では、経鼻空腸チューブあるいは空腸瘻を用いることにより経腸栄養が可能である。筆者は胃全摘を行う場合、高齢者、栄養障害が高度な場合などには、術中に空腸瘻を造設することにしている。従って、これらの症例が人工呼吸管理を要する場合には、空腸瘻を用いた経腸栄養が実施できる。空腸瘻が造設されていない場合は経鼻空腸チューブを留置し、24 時間持続投与による経腸栄養が適応となる。空腸間置および Roux-enY 吻合による再建が行われていても、経鼻空腸チューブの留置は可能である。従って、胃全摘術後症例が人工呼吸期間中に経腸栄養ができないという理由はない。ただし、24 時間持続投与による経腸栄養を行うべきで、下痢や腹部膨満などに注意しながら、低スピードで投与を開始して、徐々に投与速度を上げていく。

6 腸運動低下時は？

呼吸管理に難渋している症例では腸運動低下時に経腸栄養を行うと腹部膨満を生じやすい。この場合には静脈栄養を実施すべきであろうか。現実問題として腸運動が低下している場合は静脈栄養を選択している施設が多い。しかし、長期間の絶食下に静脈栄養を施行すると、腸管粘膜の萎縮および bacterial translocation が生じる。

一方、積極的に腸管を用いた栄養療法を推奨する立場からは、腸の運動は低下していても小腸の吸収能は維持されていることがほとんどであるので、消化を必要としない消化態栄養剤を用いた経腸栄養は可能である。すなわち、少量でもよいので腸管を用いた経腸栄養を実施し、腸管を刺激し続けることに意味がある（luminal nutrition）。消化管運動賦活薬であるクエン酸モサプリド（ガスモチン®）、塩酸イトプリド（ガナトン®）などを併用しながら経腸栄養を実施する場合もある。腸運動低下時でも、空腸内にチューブを留置して、消化態栄養剤を用いた経腸栄養を実施することが推奨されている。

この場合、経腸栄養だけでは十分量の栄養素を投与できない可能性があり、こういう場合には、TPN と併用して必要な栄養を投与する方法が採用される。Canadian Clinical Practice Guideline では、静脈栄養と経腸栄養の併用は推奨していないが、小腸内への栄養投与や消化管運動賦活剤などの投与を行っても経腸栄養がうまくいかない場合には、この限りではない。

表2 Canadian Clinical Practice Guideline for Nutrition Support in Mechanically Ventilated, Critically Ill Adult Patients

1. 人工呼吸中の重症症例に対する栄養管理を行う場合、静脈栄養よりも経腸栄養を選択することを強く推奨する。
2. 早期の（ICU 入室後 24〜48 時間以内）経腸栄養開始を推奨する。
3. 重症症例に対してはアルギニンを高濃度に含有する経腸栄養剤は使用しない。
4. ARDS 症例に対し、魚油とボラージ油、抗酸化剤を含有する経腸栄養剤の使用を考慮する。
5. 熱傷および外傷症例に対しては、経腸的なグルタミンの投与を考慮する。しかし、重症症例全般に対してグルタミンを経腸的にルーチンに投与することについては、それを支持するに十分なデータはない。
6. 経腸栄養を開始する時、たんぱく質から構成された経腸栄養剤（polymeric formula：半消化態経腸栄養剤）の使用を推奨する。
7. 重症症例で、胃内残留量が多かったり、嘔気があったりして経腸栄養がうまくいかない症例に対しては、消化管運動改善剤として metoclopramide の使用を考慮すべきである。
8. 小腸内への経腸栄養剤投与は、胃内への投与に比較して肺炎の発生頻度を低下させた(9)。小腸アクセスが可能な場合は、小腸内への経腸栄養投与をルーチンに行うことを推奨する。小腸アクセスを作成することが困難な場合は、経腸栄養に対する耐性の低下が著しい場合や、逆流、誤嚥の危険性が高い症例に対して小腸アクセスによる経腸栄養を考慮する。小腸アクセスを作成することがほとんど不可能な場合（X 線透視や内視鏡を用いても）には、胃内残留量が非常に多い症例や胃内への適切な経腸栄養剤の投与ができない場合に限り、小腸内への経腸栄養を考慮する。
9. 経腸栄養を受けている重症症例においては、ベッドの頭部を 45 度まで上昇させることを推奨する(10)。これができない場合、ベッドの頭部をできるだけ上げようと試みることを考慮すべきである。
10. 正常な腸管機能を有する重症症例においては、静脈栄養をルーチンに実施しないことを推奨する。
11. 重症症例で静脈栄養を行う場合には、グルタミンを経静脈的に補うことを推奨する。経腸栄養を受けている重症症例において、グルタミンを経静脈的に補うことを推奨するには、データは不十分である。
12. 栄養サポートを受けている外科的重症症例では、4.4〜6.1mmol/L の範囲で厳密な血糖コントロールを目指した IIT（Intensive Insulin Therapy）(11) を考慮すべきである。その他の重症症例に対して IIT を推奨するには、データは不十分である。

7 まとめ

人工呼吸中の栄養管理の重要性は言うまでもないが、本邦においてはこの点で欧米に遅れをとっている可能性がある。人工呼吸中でも漫然と静脈栄養を実施ししかも脂肪乳剤を使用しない管理法が行われてきた。経腸栄養を選択すべきという考え方は少なく、呼吸不全用経腸栄養剤の認知度も極めて低かった。

しかし、NST の普及とともに、栄養管理に対する関心が高まっている。呼吸不全症例に対する栄養管理の意義が認められ、呼吸不全用経腸栄養剤を使用する症例も増加している。今後とも、経腸栄養を優先的に選択し、静脈栄養施行中には脂肪乳剤投与するなど、レベルの高い栄養療法が実施されるべきである。最後に、Canadian Clinical Practice

Guidelineのサマリーを表2として提示する。

【文 献】

1. Dark DS, Pingleton SK.Nutrition and nutritional support in critically ill patients. J Int Care Med 1993 ; 8 : 16–33
2. Cook DJ, Shoenfeld PS, et al.The effect of acidified enteral feeds on gastric colonization in the critically ill patients : Results of a multicenter randomized trial. Crit Care Med 1999 ; 27 : 2399–406
3. Mentec H, Dupont H, Bocchetti M, et al. Upper digestive intolerance during enteral nutrition in critically ill patients ; frequency, risk factors, and complications. Crit Care Med 2001 ; 29 ; 1955–61
4. A.S.P.E.N. Board of Directors and the Clinical Guidelines Taskforce: Guidelines for the use of parenteral and enteral nutrition in adult and pediatric patients. JPEN 2002 ; 26（Suppl）; 1–138
5. Heyland DK, Dhaliwal R, Drover JW, et al. Canadian clinical practice guidelines for nutrition support in mechanically ventilated, critically ill adult patients. JPEN 2003 ; 27 : 355–73
6. Ibrahim EH, Mehringer L, Prentice D, et al. Early versus late enteral feeding of mechanically ventilated patients : Results of a clinical trial. JPEN 2002 ; 26 : 174–181
7. Coulston AM. Enteral nutrition in the patient with diabetes mellitus. Curr Opin Nutr Met Care 2000 ; 3 : 11–5
8. Horowitz M, Wishart JM, Jones KL, et al. Gastric emptying in diabetes : An overview. Diabetes Med 1996 ; 13（Suppl）: S16–S22
9. Kearns PJ, Chin D, Mueller L, et al. The incidence of ventilator-associated pneumonia and success in nutrient delivery with gastric versus small intestinal feeding : A randomized clinical trial. Crit Care Med 2000 ; 28 : 1742–6
10. Drakulovic MB, Torres A, Bauer TT, et al. Supine body position as a risk factor for nosocomial pneumonia in mechanically ventilated patients : A randomized trial. Lancet 1999 ; 354 : 1851–8
11. Van den Berghe G, Wouters P, Weekers F, et al. Intensive insulin therapy in critically ill patients. N Engl J Med 2001 ; 345 : 1359–67

（井上善文）

25 急性呼吸促迫症候群（ARDS）に薬物療法は有効か？

1 はじめに

ARDSの死亡率は1980年代では60%近くもあったが1990年代後半には40%程度に低下した[(1)]。その後2000年にARDS networkが発表した低容量換気による肺保護戦略により死亡率は31%へと（対照群に比べ9ポイント低い）低下した[(2)]。1994年になってARDSの疾患概念が統一され診断基準も確立されて臨床的エビデンスに基づく薬物療法の評価ができるようになり[(3)]、薬剤の臨床試験が多数行われたが、有効性が確立した治療薬はない。本稿では現時点における薬物療法の有効性を概説する。

2 薬物療法

2-1 一酸化窒素

1990年代に画期的治療法として登場した一酸化窒素（NO）吸入療法は2007年までに12件のrandomized controllede trial（RCT）が施行され、そのメタアナリシス（計1237症例）において死亡率の改善は認められないことや腎機能悪化のリスクが示された（**図1**）[(4)]。これよりARDSにおけるNO吸入療法は推奨できない。

2-2 ケトコナゾール

合成抗真菌薬のケトコナゾールはトロンボキサン合成酵素とリポキシゲナーゼを抑制し消炎作用を有している。ARDS networkでは234例のALI/ARDSを対象に多施設RCTを行った。400mg/dayを最大21日間経管投与したが院内死亡率（35% vs 34%）*、呼吸器装着期間や肺機能は改善せず早期の治療薬としては無効である[(5)]。

＊本稿では死亡率の比較を「(A% vs B%) A＝試験薬剤群の死亡率、B＝コントロール群の死亡率」と記載した。

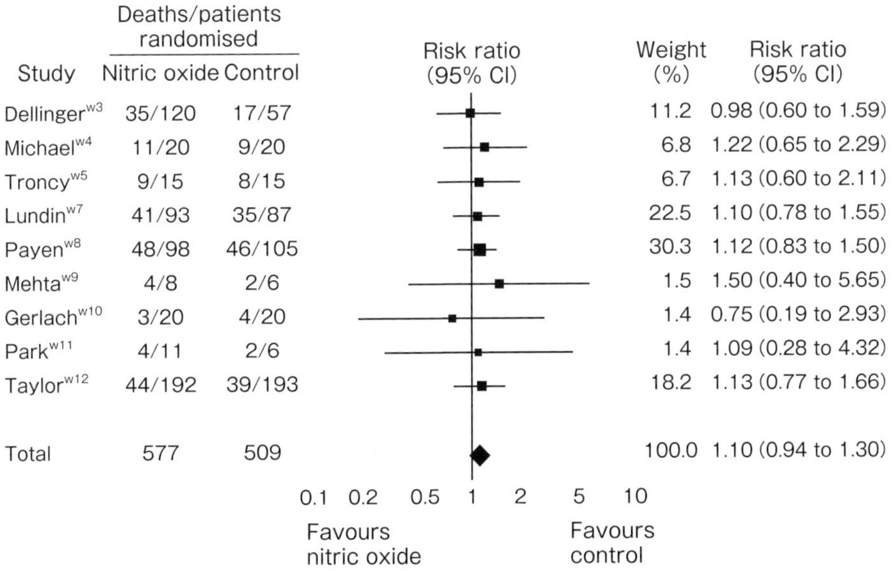
Deaths/patients randomised
Study
Nitric oxide
Control
Risk ratio (95% CI)
Weight (%)
Risk ratio (95% CI)
Dellinger w3 35/120 17/57 11.2 0.98 (0.60 to 1.59)
Michael w4 11/20 9/20 6.8 1.22 (0.65 to 2.29)
Troncy w5 9/15 8/15 6.7 1.13 (0.60 to 2.11)
Lundin w7 41/93 35/87 22.5 1.10 (0.78 to 1.55)
Payen w8 48/98 46/105 30.3 1.12 (0.83 to 1.50)
Mehta w9 4/8 2/6 1.5 1.50 (0.40 to 5.65)
Gerlach w10 3/20 4/20 1.4 0.75 (0.19 to 2.93)
Park w11 4/11 2/6 1.4 1.09 (0.28 to 4.32)
Taylor w12 44/192 39/193 18.2 1.13 (0.77 to 1.66)
Total 577 509 100.0 1.10 (0.94 to 1.30)
0.1 0.2 0.5 1 2 5 10
Favours nitric oxide
Favours control

図 1　NO 吸入療法の ARDS 死亡率に対する効果（Adhikari NK, et al. BMJ 2007；334：779-782 より引用）

NO 吸入療法 12 試験のメタアナリシスによると死亡率の全体のオッズ比は 1.1 となり NO 吸入療法には効果がないことがわかる。

2-3 リゾフィリン

リゾフィリンはキサンチン製剤であり炎症性メディエータの細胞内情報伝達を抑制し、種々の動物実験で肺傷害を軽減する。ARDS network では 21 施設において 235 例の ALI/ARDS 患者がエントリした RCT を行い、リゾフィリン（3mg/kg を 6 時間毎に 20 日間）の有効性を検討したが、28 日後死亡率の改善はなかった（32% vs 25%）。臓器不全や人工呼吸器装着期間も改善せず、使用は推奨されない(6)。

2-4 メチルプレドニゾロン

最新の ARDS network による臨床試験（LaSRS study）によればメチルプレドニゾロン（MPSS）（初回 2mg/kg＋0.5mg/kg を 6 時間毎に 14 日間＋0.5mg/kg を 12 時間毎に 7 日間）は人工呼吸器やショックから離脱した日数や ICU からの退室日数を改善したが、60 日後と 180 日後の死亡率は改善しなかった(7)。とくに ARDS 発症後 14 日以降に MPSS の使用を開始した症例では、60 日後と 180 日後の死亡リスクが増加した。ただし気管支肺胞洗浄液中のプロコラーゲンペプチドⅢ（コラーゲン生成の生物学的マーカー）の濃度が上昇している症例では死亡率（180 日後）は低下した。また MPSS によってミオパチやニューロパチのリスクが増加した。

2-5 フルオロカーボン

高い酸素結合能をもつフルオロカーボン（perflubron）は比重が大きく気道肺胞内に投与・充填すると背側肺に優位に分布し、虚脱肺病変を効率的にリクルートメントできる。また抗炎症作用もあり臨床では通常の人工呼吸器が使えるように部分液体換気（PLV）を行う。北米で実施された多施設 RCT では 65 例の ARDS 症例に PLV（最長 5 日間）を行い、25 例の通常換気群と比較したが人工呼吸よりの離脱期間や死亡率（42% vs 36%）に差はなかった。しかし 55、歳以下の患者に限ると 28 日後の死亡率が PLV 群で有意に改善した（25% vs 42%）[8]。

2-6 活性化プロテイン C

プロテイン C はビタミン K 依存性に肝臓で合成され、内皮細胞上のトロンボモジュリンに結合したトロンビンにより活性化され活性化プロテイン C（APC）となる。APC は凝固抑制と線溶亢進の両作用から強力な抗血栓作用および抗炎症作用を有し、RCT の報告はないものの ARDS に対する有効性が期待されている。ARDS の主基礎疾患は敗血症であるので 2001 年の大規模 RCT（phase Ⅲ）の結果は興味深い。この試験は PROWESS study と呼ばれ重症敗血症に対する recombinant human APC（rhAPC）の有効性が検討された[9]。1690 人の敗血症患者の解析で、rhAP-C により 28 日後の死亡率や院内死亡率が改善し、血中 D-dimer と IL-6 レベルは低下した。この大規模 RCT により rhAPC は敗血症の有効な治療法として確立した。PROWESS study にエントリされた患者の過半数が ARDS を発症していたと考えられ、rhAPC が ARDS に対しても有効である可能性が高い。そのため PROWESS study では post-hoc analysis を行った。2 臓器以上の機能障害があった 1271 症例を人工呼吸管理の有無で分類し、rhAPC の効果を検討した。人工呼吸管理を受けた群（おそらく ALI/ARDS 症例）1034 人の死亡率（28 日後）は rhAPC により有意に低かった（**図 2**）。一方、呼吸管理を施行されなかった群（おそらく肺傷害がなかった症例）237 人の死亡率には rhAPC とプラセボで有意差はなかった。副作用として出血が増える傾向があった。2005 年より ARDS を対象とした NIH の RCT（phase Ⅱ）が行われている[10]。

2-7 recombinant form of tissue factor pathway inhibitor（tifacogin）

動物実験では tissue factor pathway inhibitor が炎症性メディエータを低下させ肺傷害を軽減する。2001 年に発表された tifacogin の敗血症（対象 210 人）に対する臨床試験（phase Ⅱ）では、116 人が ARDS を合併していたが、28 日後死亡率は治療群（tifacogin を 25～5μg/kg/hr の用量で 96 時間投与）で有意に改善した（37% vs 57%）[11]。次に行われた phase Ⅲ の試験では coagulopathy 合併敗血症患者 1754 人と非合併敗血症患者 201 人の 1955 人がエントリされ[12]、25μg/kg/hr の tifacogin を投与したが全体死亡率は改善

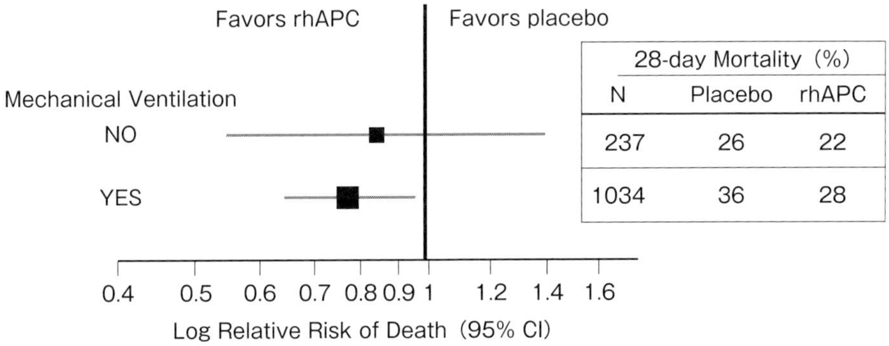

図２　ヒトリコンビナント活性化プロテイン（rhAPC）の肺傷害に対する効果

敗血症に対する臨床試験（PROWESS study）の post-hoc analysis では２臓器以上の不全患者で人工呼吸をうけていた 1034 例（大部分が ALI/ARDS と考えられる）において rhAPC を投与された群の死亡率は投与されなかった群の死亡率に比べ改善していた。

されなかった。層別解析で 1519 人の ALI 患者の死亡率を検討したが、改善はなかった。現在、重症肺炎患者を対象に多施設で RCT が行われている。

2-8 サーファクタント

サーファクタントにはリン脂質の気層液層界面への吸着を促進するアポ蛋白が存在するが、アポ蛋白を含まない人工サーファクタント（Exosurf）の ARDS への臨床的有効性は否定されている[13]。一方、Survanta（本邦では Surfacten）は成分調整サーファクタントであり、アポ蛋白（SP-B、SP-C）を含んでいる。59 人の患者で Phase Ⅱ試験が施行されリン脂質として 100mg/kg の Survanta（合計 4 回投与まで）は有意ではないが死亡率を減少させた[14]。しかし、成分調整サーファクタントは高価なため phase Ⅲは施行されず、recombinant human SP-C（rhSP-C : Venticute）が開発された。rhSP-C（phase Ⅱ study）は酸素化や人工呼吸器からの離脱を改善した[15]。phase Ⅲの臨床試験（448 人の患者）では rhSP-C[16] を 24 時間で 4 回投与し、酸素化は有意に改善されたが 28 日後死亡率には効果はなかった（**表 1**）。同試験では post-hoc も解析され、肺炎や誤嚥による direct ARDS の死亡率（28 日後）が減少することが示された（30% vs 36%）。calfactant の臨床試験（phase Ⅲ）では 2 回投与で乳児を含めた小児における ALI の死亡率を減少したので、成人の ARDS への臨床試験が必要である[18]。現時点においてサーファクタント療法は①アポ蛋白を含まないサーファクタント製剤は有効ではない、②４回程度の投与が必要である③ネブライザによる投与は好ましくない、と集約されよう。

しかし最近の研究では、Surfactant protein（SP)-A と SP-D が生来の免疫細胞の機能だけでなく、抗原提示細胞や T 細胞という後天性免疫の機能にも影響することが明らかとなった[19]。サーファクタントの界面活性作用がクローズアップされたために SP-B と SP-C だけを使用した研究が行われてきたが、ARDS の病態にサーファクタント欠乏が深

表1　ARDSに対するサーファクタント製剤の効果

Authors (year)	N	Intervention	Doses	Outcome	[Ref.]
Anzueto (1996)	725	Exosurf, phase Ⅲ	3.5mg/mL x 5 days	mortality→, ICU stay →	[13]
Gregory (1997)	59	Survanta, phase Ⅱ	50-100mg/kg x 8 100mg x 4	mortality↓ (19% vs 44%) VFD →	[14]
Spragg (2003)	40	rhSP-C, phase Ⅱ	25mg/kg x 4 50mg/kg x 4	mortality→ (80% vs 62%) VFD→	[17]
Spragg (2004)	448	rhSP-C, phase Ⅲ	50mg/kg x 4	mortality→ (36% vs 32%) oxygenation↑, VFD→	[16]
Wilson (2005)	153	calfactant, phase Ⅲ	2.8g/m2 x 2	mortality↓ (19% vs 27%) oxygenation↑	[18]

VFD：ventilator free days、↑：increased、↓：decreased、→：no change

く関わっているのであれば、宿主肺の免疫システム維持に必要なSP-AとDが含まれないサーファクタントを使用したことが、特に成人例において、効果がみられなかった原因ではないかと考えられている[19]。

2-9 シベレスタット

ARDSの発症には好中球から放出されるエラスターゼによる血管内皮や肺胞上皮の傷害が深く関与しており、エラスターゼインヒビタが本症に奏効する可能性がある。1995～1997年に国内で行われたシベレスタット（エラスポール）のphase Ⅲの臨床試験では低用量と高用量の投与効果が検討され[20]、1ヵ月後の死亡率は高用量群で低下傾向にあるものの有意差はなかった。低用量群では30日後、高用量群で17日後に50%の患者がICUを退室した。50%の患者において人工呼吸器が離脱する日数は低用量群で20日、高用量（0.2mg/kg/hr）群では12日であった。ICU退出率の推移と肺機能正常化に有意差が認められた。層別解析において感染症でSIRSを発症して（すなわち敗血症）3日以内の患者では、カプランマイヤーによる生存率と人工呼吸器離脱率の推移に有意差が認められた。従って、適切な患者選択によりシベレスタットはARDSに有効に作用することが示唆される。(図3)

一方、欧米105施設のRCT（STRIVE study）では、シベレスタット群（n＝241）とプラセボ群（n＝246）で人工呼吸器装着日数も死亡率にも有意差はなかった[21]。ただし、STRIVE studyは重症の患者を多く含んでおり本邦でのトライアルに準じた群での層別解析では人工呼吸器の不要日数と28日後死亡率の両者に改善傾向が見られた。国内外の臨床試験で異なる結果がでた理由として、STRIVE studyのほうに重症症例（臓器不全数、肺傷害スコア）が多く、血漿好中球エラスターゼ濃度が低く、低容量換気を併用していたことがあげられる。本邦臨床研究やSTRIVE studyによりシベレスタットの効果が期待できる症例は、①ARDSを発症して比較的早期（3日以内）、②肺以外の臓器障害が2臓器以内、③血中エラスターゼ濃度の上昇、④75歳以下の症例、などである。また誤嚥性

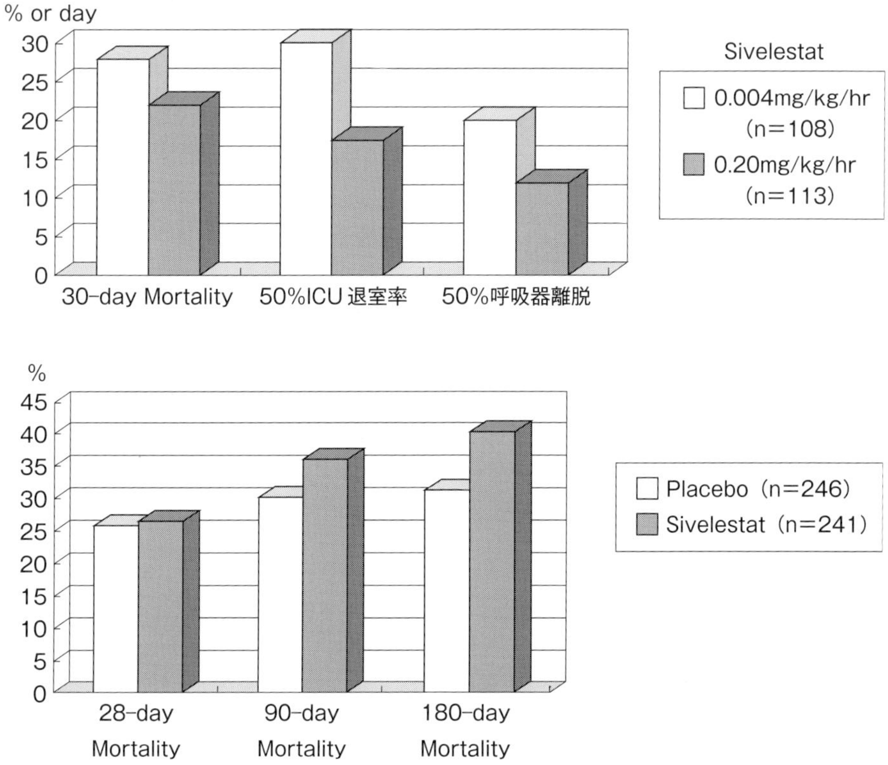

図３　シベレスタットのALI/ARDSに対する効果

upper：本邦 phase Ⅲ臨床試験、lower：STRIVE study

肺炎はシベレスタットのよい適応と考えられる[22]。

2-10　β-アゴニスト

β_2-アゴニストは肺胞水分クリアランスを増加して肺水腫を改善し、ARDSを治療する可能性がある。40例のALI/ARDSを対象に行ったphase Ⅱの臨床試験[23]では、サルブタモール（15μg/kg/hr）の7日間持続静注により肺血管外水分量は有意に減少したが、28日後死亡率は改善しなかった（58% vs 66%）。

2-11　その他の薬物治療

今までにN-アセチルシステイン、抗サイトカイン製剤（抗TNF-α抗体、IL-1ra）、プロスタグランジン製剤、granulocyte-macrophage colony-stimulating factorなどの臨床試験が試みられたが有効性が確立した薬剤はなかった。今後の薬物治療としてはkeratinocyte growth factor、hepatocyte growth factorなどで肺胞上皮細胞を増殖させる、炎症性メディエータの転写因子（nuclear factor-κB）を抑制する療法などが考えられる。

3　薬物療法の問題点

ARDSの薬物療法に関して以下のように検討すべき問題点がある[24]。まずARDSを肺に原因疾患があるdirect ARDSと肺以外の原因疾患があるindirect ARDSに分けて薬剤の評価を行う。またARDSは滲出期、増殖期、線維化期に分けられ、単一の薬剤ですべての病期に対応できないので複数の薬剤の組み合わせが必要である。ARDSの発症予測因子がわかれば薬剤の予防的な前投与が可能となり、予測因子の検索研究に重要である。たとえば血中好中球エラスターゼ濃度が220ng/mLを超える患者はALI/ARDSを発症しやすいこと[25]、またアルコール中毒患者はARDSの予後が悪いことなどが知られている。ARDSの発症や重症化を助長する疾患感受性遺伝子（現在TNF-α、IL-6、SP-Bなどが知られている）を同定し、遺伝子多型を考慮したオーダーメード医療についても検討すべきである。

4　おわりに

本稿のタイトル「急性呼吸促迫症候群（ARDS）に薬物療法は有効か？」に対する回答であるが、ARDSはあまりにも基礎疾患が多岐にわたりメカニズムが複雑で、しかも病変や病期も一様ではないためすべてのARDSに有効な薬物療法を確立することは非常に困難である。しかし、重症敗血症の治療薬であるAPCはARDSに対して有効性が確立する可能性もあり大規模な多施設RCTの結果が期待される。また現時点においてもサーファクタントやシベレスタットのようにARDSの基礎疾患を選択するなどの工夫を行うと限定的に有効な薬物療法は存在する。

【文　献】

1. Hudson LD, et al. Epidemiology of acute lung injury and ARDS. Chest 1999 ; 116 : 74S–82S
2. ARDS Network. Ventilation with lower tidal volumes as compared with traditional tidal volumes for acute lung injury and the acute respiratory distress syndrome. N Engl J Med 2000 ; 42 : 1301–8
3. Bernard GR, et al. Definitions, mechanisms, relevant outcomes, and clinical trial coordination. Am J Respir Crit Care Med 1994 ; 149 : 818–24
4. Adhikari NK, et al. Effect of nitric oxide on oxygenation and mortality in acute lung injury : systematic review and meta-analysis.BMJ 2007 ; 334 : 779–82
5. ARDS Network. Ketoconazole for early treatment of acute lung injury and acute respiratory distress syndrome : a randomized controlled trial. JAMA 2000 ; 283 : 1995–2002
6. ARDS Network. Randomized, placebo-controlled trial of lisofylline for early treatment of

acute lung injury and acute respiratory distress syndrome. Crit Care Med 2002 ; 30 : 1–6
7. Steinberg KP, et al. Efficacy and safety of corticosteroids for persistent acute respiratory distress syndrome. N Engl J Med 2006 ; 354 : 1671–84
8. Hirschl RB, et al. Prospective, randomized, controlled pilot study of partial liquid ventilation in adult acute respiratory distress syndrome. Am J Respir Crit Care Med 2002 ; 165 : 781–7
9. Bernard GR, et al. Efficacy and safety of recombinant human activated protein C for severe sepsis. N Engl J Med 2001 ; 344 : 699–709
10. Homepage
［http://www.clinicaltrials.gov/ct2/show/NCT00084071?term=tifacogin&rank=1］ Tifacogin for the treatment of patients with severe community-acquired pneumonia.
11. Abraham E, et al. Assessment of the safety of recombinant tissue factor pathway inhibitor in patients with severe sepsis : a multicenter, randomized, placebo-controlled, single-blind, dose escalation study. Crit Care Med 2001 ; 29 : 2081–9
12. Abraham E, et al. Efficacy and safety of tifacogin（recombinant tissue factor pathway inhibitor）in severe sepsis : a randomized controlled trial.JAMA 2003 ; 290 : 238–47
13. Anzueto A, et al. Aerosolized surfactant in adults with sepsis-induced acute respiratory distress syndrome. N Engl J M 1996 ; 334 : 1417–21
14. Gregory TJ, et al. Bovine surfactant therapy for patients with acute respiratory distress syndrome. Am J Respir Crit Care Med 1997 ; 155 : 1309–15
15. Walmrath D, et al. Treatment of ARDS with rSP-C surfactant. Am J Respir Crit Care Med 2000 ; 161 : A379
16. Spragg RG, et al. Effect of recombinant surfactant protein C-based surfactant on the acute respiratory distress syndrome. N Engl J Med 2004 ; 351 : 884–92
17. Spragg RG, et al. Treatment of acute respiratory distress syndrome with recombinant surfactant protein C surfactant. Am J Respir Crit Care Med 2003 ; 167 : 1562–6
18. Willson DF, et al. Pediatric Acute Lung Injury and Sepsis Investigators. JAMA 2005 ; 293 : 470–6
19. Pastva AM, Wright JR, Williams KL.Immunomodulatory roles of surfactant proteins A and D : implications in lung disease. Proc Am Thorac Soc. 2007 ; 4 : 252–7
20. 玉熊正悦、ほか。好中球エラスターゼ阻害剤　ONO–5046・Naの全身性炎症反応症候群に伴う肺障害に対する有効性と安全性の検討　第Ⅲ相二重盲検比較試験　臨床医薬 1998 ; 14 : 289–318
21. Zeiher BG, et al. Neutrophil elastase inhibition in acute lung injury : results of the STRIVE study. Crit Care Med 2004 ; 32 : 1695–702
22. 志馬伸朗 , ほか . 誤嚥性関連肺損傷に対するシベレスタットナトリウムの有効性 . 麻酔　2006 ; 55 : 735–41
23. Perkins GD, et al. The beta-agonist lung injury trial（BALTI）: a randomized placebo-controlled clinical trial. Am J Respir Crit Care Med 2006 ; 173 : 281–7
24. Jain R, et al. Pharmacological therapy for acute respiratory distress syndrome. Mayo Clin Proc 2006 ; 81 : 205–12
25. Kodama T, et al. Screening of ARDS patients using standardized ventilator settings : influence on enrollment in a clinical trial. Intern Med 2007 ; 46 : 699–704

（三川勝也、仁科かほる、安藤俊弘）

26 人工呼吸中の抗菌薬の使用に王道はあるか？

1 はじめに

人工呼吸器管理の患者における肺炎（人工呼吸器関連肺炎 ventilator-associated pneumonia：VAP）の発生率は、人工呼吸器管理を行っていない患者に比べ、数倍から20倍程度であるとされている[1]。また集中治療室（ICU）における VAP の発症率は 9～24％とされ、人工呼吸日数に比例して上昇することが報告されている[2]。VAP は死亡率の上昇や入院期間の延長、医療費の高額化に関与するため、的確な診断・治療が求められる。本稿では VAP の病原微生物と抗菌薬の使用法を中心に概説する。

2 VAP の起炎菌

VAP は気管挿管から 2 日以降、4 日以内に発症する早期型 VAP と挿管から 5 日以降に発症する晩期型 VAP に分類され、発症機序と起炎菌が異なる[3]。早期型 VAP は主に挿管の過程で起こり、起炎菌も肺炎球菌やインフルエンザ菌など市中肺炎の起炎菌として頻度の高いものが分離されることが多い（**図 1**）。ただし VAP 発症以前に抗菌薬の投与を受けたことのある患者や過去 90 日以内に入院歴のある患者では、挿管後早期に発症した VAP でも晩期型 VAP で見られる起炎菌によるものであることが多いとされている。

晩期型 VAP は、患者の口腔、咽頭への細菌の定着や気管チューブの外側を介した気道末梢への播種、胃内容物の逆流などが関与し、晩期型 VAP の起炎菌には黄色ブドウ球菌（MRSA を含む）や緑膿菌（*Pseudomonas aeruginosa*）など、院内肺炎の起炎菌として頻度の高いものが多い（**図 1**）。とくに 2 週間以内に抗菌薬を使用した患者では、晩期型 VAP の起炎菌として緑膿菌が多い[1, 4]。また本邦での分離頻度はそれ程多くないが、欧米では *Acinetobacter baumannii* が増加傾向であり、他の起炎菌と予後に差はないものの、多剤耐性菌の多さから問題になっている[1, 5]。嫌気性菌については、以前は VAP との関連が指摘されていたが、近年の検討からは VAP の起炎菌としてはむしろ稀である。

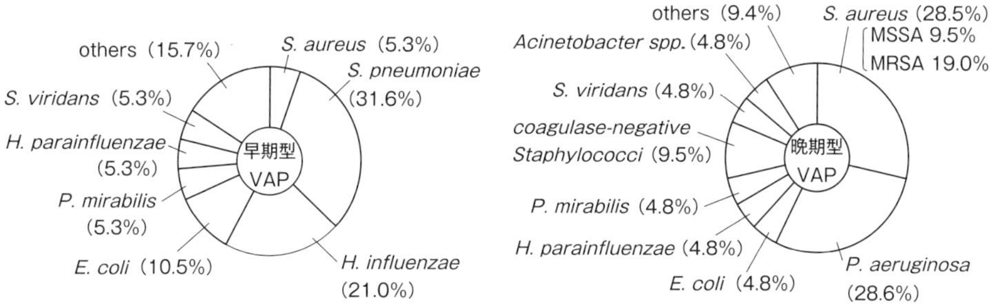

図 1 早期型 VAP と晩期型 VAP の起炎菌

3 VAP の治療

VAP に対しては、治療開始時に不適切な抗菌化学療法を受けた患者で死亡率が高いとされ、初期の抗菌薬の選択が重要である[6, 7]。しかし、治療開始時には十分な微生物学的情報が揃っていない場合が多く、患者の年齢、基礎疾患、最近の抗菌薬使用の有無、人工呼吸器管理開始からの日数、さらには施設での検出菌情報、感受性パターンなどを考慮した経験的な治療（empiric therapy）を行う。すなわち VAP では発症時期を考慮しながら起炎菌を広く想定し、まずは広域で強力な抗菌薬を十分量、短期間投与し、治療への反応性やその後の微生物学的情報に従って絞っていく（de-escalation）[1]。以下に本邦および米国のガイドラインを紹介するが、これらを参考に MRSA 感染のリスクなどを勘案して、抗菌薬を選択することが望ましい。

4 国内のガイドライン

日本呼吸器学会のガイドラインによれば、早期型および晩期型の VAP に対して推奨される抗菌薬は**図 2** のようになる[8]。

4-1 早期型 VAP

早期型 VAP では、耐性菌についてほとんど考慮する必要がない。第 2 あるいは第 3 世代セフェム系薬、もしくは β-ラクタマーゼ阻害薬配合の β-ラクタム系薬、あるいはシプロフロキサシンを原則として注射剤で投与する。

4-2 晩期型 VAP

長期人工呼吸管理が施行されている、または抗菌薬が VAP 発症前に投与されている場合には、病原菌として耐性菌の可能性を考慮することが肝要である。とくに緑膿菌、

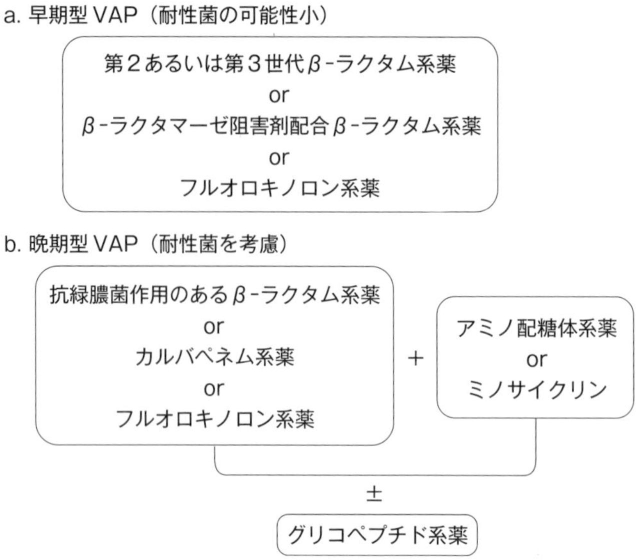

図2　日本呼吸器学会ガイドライン（2002年）

Acinetobacter 属、*Stenotrophomonas maltophilia* が重要である。したがって抗緑膿菌作用を有するβ-ラクタム系薬、もしくはシプロフロキサシン、もしくはカルバペネム系薬に加えて、アミノ配糖体もしくはテトラサイクリンを併用することが推奨されている。また、MRSA も 5 日以上の人工呼吸管理あるいは入院第 5 病日以降の患者、副腎皮質ホルモン薬投与中の患者、器質的な肺疾患、免疫抑制剤の投与患者では、抗 MRSA 薬（グリコペプチド系またはオキサゾリジノン系）も投与薬剤に加える必要性がある。これに加えて、以前に MRSA が分離されている患者や吸引痰の塗沫でクラスターを形成するグラム陽性球菌が見られる場合には積極的に使用するべきと考える。いずれにせよ VAP の原因菌として耐性菌のリスクが高い患者では作用機序の異なった 2 種類以上の抗菌薬の投与が望ましい。

5　米国のガイドライン

米国胸部学会（ATS）と米国感染症学会（IDSA）が 2005 年に合同で発表したガイドラインによれば、VAP と通常の院内肺炎（hospital-acquired pneumonia ; HAP）、老人保健施設や診療所などへの入所、通院と関連する保健医療関連肺炎（healthcare-associated pneumonia ; HCAP）は一括して扱われ、これらの間に治療上の違いはない[9]。入院 4 日目までに発症した患者や、**表 1** に示すような多剤耐性菌感染症の危険因子がない患者には、セフトリアキソン、β-ラクタマーゼ阻害薬配合アンピシリン、ニューキノロン系抗菌薬の単剤投与が推奨される。これに対し、入院 5 日目以降に発症した患者や、多剤耐性

表1　多剤耐性菌による院内肺炎（VAP を含む）の危険因子

・過去 90 日以内の抗生剤治療経験
・5 日以上の入院
・地域または病棟での高率な薬剤耐性菌分離
・HCAP の危険因子
－過去 90 日以内に 2 日以上の入院
－介護施設または滞在型施設への入所
－在宅での注射・点滴の投与（抗生剤を含む）
－30 日以上の慢性透析
－創傷の在宅治療
－家族に多剤耐性菌感染症患者
・免疫不全および/または免疫抑制剤投与患者

（文献9　ATS/IDSA. Guidelines for the management of adults with hospital-acquired, ventilator-associated, and healthcare-associated pneumonia. Am J Respir Crit Care Med 2005 ; 171 : 388-416 より引用）

菌感染症の危険因子がある患者には、抗緑膿菌作用のあるセファロスポリン系（セフェピム、セフタジジム）または抗緑膿菌作用のあるカルバペネム系（イミペネム/シラスタチン、メロペネム）またはタゾバクタム/ピペラシリン（本邦では肺炎の適応なし）に加え、シプロフロキサシンやレボフロキサシン（本邦では注射剤未発売）といった抗緑膿菌作用のあるフルオロキノロンまたはアミノ配糖体（アミカシン、ゲンタマイシン、トブラマイシン）を投与し、さらに抗 MRSA 薬（リネゾリド、バンコマイシン）も併用する（**図3**）。換言すれば抗緑膿菌作用を有する薬剤 2 種類（うち 1 種類は β-ラクタム系）に抗 MRSA 薬を加えた 3 剤併用が推奨されている。

6　治療効果の判定

初期治療の効果判定は治療開始後 48～72 時間で行い、抗菌薬の種類や投与量を修正変更する。培養結果などから原因菌が判明すれば、標的治療として狭域の抗菌薬に変更するなど de-escalation を行う[1]。培養結果の評価にあたって、気道分泌物が明らかに下気道由来である証拠として、塗抹標本上に好中球 25 個以上、扁平上皮細胞 10 個以下/LPF であることが重要である。また効果がないと判断される場合、

(1) 宿主側の要因として、局所あるいは全身性の免疫不全の存在、他の感染巣の存在、肺合併症の存在（とくに膿胸などドレナージが必要な病変がないか）を評価する。

(2) 使用した抗菌薬について、薬剤の時間依存性、濃度依存性の観点から投与方法は適切か、感染巣への移行性から投与量は適切かを考慮し、therapeutic drug monitoring

(a) 多剤耐性菌感染の可能性についての考え

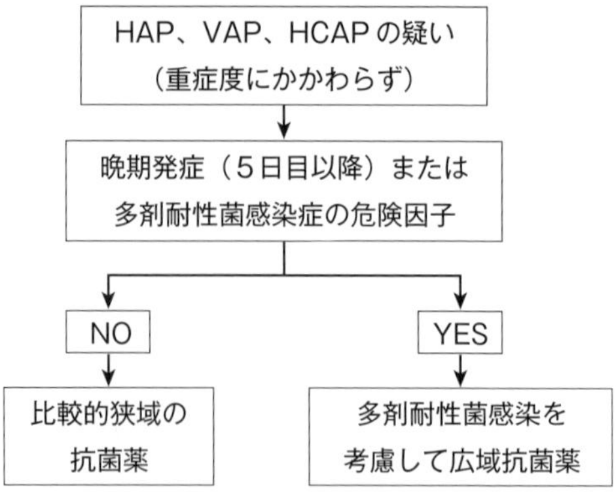

HAP : hospital-acquired pneumonia(院内肺炎)
VAP : ventilator-associated pneumonia(人工呼吸器関連肺炎)
HCAP : healthcare-associated pneumonia(保健医療関連肺炎)

(b) 多剤耐性菌感染の可能性が低い場合

早期発症(5日以内)で、かつ多剤耐性菌感染症の危険因子がない場合(重症度にかかわらず)

想定される起炎菌	推奨される抗菌薬
Streptococcus pneumoniae *Hemophilus influenzae* MRSA Antibiotic-sensitive enteric gram-negative bacilli *Escherichia coli* *Klebsiella pneumonia* *Enterobacter* species *Proteus* species *Serratia marcescens*	ceftriaxone or LVFX、MXFX、CPFX or ampicillin/sulbactam or ertapenem

(c) 多剤耐性菌感染の可能性が高い場合

晩期発症(5日以降)または多剤耐性菌感染症の危険因子がある場合(重症度にかかわらず)

想定される起炎菌	推奨される抗生剤
前述の病原微生物に加え、 ・多剤耐性菌 *Pseudomonas aeruginosa* *Klebsiella pneumoniae*(ESBL) *Acinetobacter* species MRSA ・*Legionella pneumophila*	Antipseudomonal cephalosporin(SPM、CAZ) or Antipseudomonal carbapenem(IMP/CS、MEPM) or β-Lactamf/β-Lactamase inhibitor(PIPC/TAZ) plus Antipseudomonal fluoroquinolone(CPFX、LVFX) or Aminoglycoside(AMK、GM、TOB) plus LZD or VCM

図3 ATS/IDSA ガイドライン(2005年)

（TDM）が必要であれば、積極的に行う。

(3) より耐性度の高い原因菌である可能性はないか検討する。

これらを検討の上、必要であれば原因菌検索のため気管支ファイバーを用いた侵襲的アプローチも考慮する。

7 施設としての耐性菌対策

ICUでは他病棟と比較して耐性菌も多く検出され、また各医療施設での耐性菌の動向も異なることから、インフェクションコントロールドクター（ICD）を中心に日頃から分離菌の動向を把握することが重要である。耐性菌の発現を最小限とするためにも、培養結果を踏まえて、より狭域の抗菌薬への変更、感染症が否定的であれば早めに抗菌薬を中止するなどの考慮が必要となる。また施設単位での耐性菌減少を目的に、施設における抗菌薬の選択を可能な限り偏りのない多様なものにすることも心がける。

一部の施設では、一定期間の治療抗菌薬を特定の薬剤に限定し、その使用薬剤を数ヵ月ごとにサイクルさせていくサイクリング療法が行われている(10)。また一定期間（多くは3ヵ月）ごとの抗菌薬使用状況により推奨薬、自由選択薬、制限薬などを決めていくPAMS（periodic antibiotic monitoring and supervision）方式も試みられており、耐性グラム陰性桿菌、緑膿菌による感染を減少させる可能性が示されている(11)。

8 まとめ

VAPに対しては発症時期や多剤耐性菌感染の危険因子などを考慮しながら起炎菌を広く想定し、まずは広域で強力な抗菌薬を十分量、短期間投与することによるempiric therapyを開始することが肝要である。今後本邦でも *A. baumannii* の増加など起炎菌の変化やさらなる耐性菌の増加が起きる可能性があり、ICDを中心に施設での耐性菌分離の動向などに留意した抗菌薬の選択が求められる。

【文 献】

1. Chastre J, Fagon JY. Ventilator-associated pneumonia. Am J Respir Crit Care Med 2002 ; 165 : 867–903.
2. Fagon JY, Chastre J, Domart Y, et al. Nosocomial pneumonia in patients receiving continuous mechanical ventilation. Prospective analysis of 52 episodes with use of a protected specimen brush and quantitative culture techniques. Am Rev Respir Dis 1989 ; 139 : 877–84.

3. George DL, Falk PS, Wunderink RG, et al. Epidemiology of ventilator-acquired pneumonia based on protected bronchoscopic sampling. Am J Respir Crit Care Med 1998 ; 158 : 1839–47.
4. Rello J, Allegri C, Rodriguez A, et al. Risk factors for ventilator-associated pneumonia by Pseudomonas aeruginosa in presence of recent antibiotic exposure. Anesthesiology 2006 ; 105 : 709–14.
5. Garnacho-Montero J, Ortiz-Leyba C, Fernandez-Hinojosa E, et al. *Acinetobacter baumannii* ventilator-associated pneumonia : epidemiological and clinical findings. Intensive Care Med 2005 ; 31 : 649–55.
6. Alvarez-Lerma F. Modification of empiric antibiotic treatment in patients with pneumonia acquired in the intensive care unit. ICU-Acquired Pneumonia Study Group. Intensive Care Med 1996 ; 22 : 387–94.
7. Torres A, Aznar R, Gatell JM, et al. Incidence, risk, and prognosis factors of nosocomial pneumonia in mechanically ventilated patients. Am Rev Respir Dis 1990 ; 142 : 523–8.
8. 日本呼吸器学会呼吸器感染症に関するガイドライン作成委員会．人工呼吸器関連肺炎(Ventilator-associated pneumonia, VAP)．成人院内肺炎診療の基本的考え方．日本呼吸器学会，東京，2002. 41–6.
9. ATS/IDSA. Guidelines for the management of adults with hospital-acquired, ventilator-associated, and healthcare-associated pneumonia. Am J Respir Crit Care Med 2005 ; 171 : 388–416.
10. Raymond DP, Pelletier SJ, Crabtree TD, et al. Impact of a rotating empiric antibiotic schedule on infectious mortality in an intensive care unit. Critical Care Med 2001 ; 29 : 1101–8.
11. Takesue Y, Ohge H, Sakashita M, et al. Effect of antibiotic heterogeneity on the development of infections with antibiotic-resistant gram-negative organisms in a non-intensive care unit surgical ward. World J Surg 2006 ; 30 : 1269–76.

(田坂定智)

27 呼吸筋力の増強は可能か？

1 はじめに

手術後の排痰を促進する目的などで、呼気筋トレーニングが施行されている。しかし、臨床においては、呼吸筋トレーニングは主に吸気筋トレーニング（inspiratory muscle training ; IMT）を意味しており、本稿においても、“COPD 患者の吸気筋力の増強は可能か？”とのテーマで解説する。

2007 年の ACCP/AACVPR の呼吸リハビリテーションガイドラインによると、現時点においては、呼吸リハビリテーションおける本質的な要素として、ルチーンに呼吸筋トレーニングを行っても効果はえられない、[1] と結論づけられている。

一般に、IMT により吸気筋筋力と持久力は向上すると考えられている。しかし、IMT による吸気筋機能の改善が、息切れや運動耐容能の低下などの臨床症状に対する効果については、有効性とのエビデンスが増えつつあるが、統計学的に有意な効果は証明されていない。IMT の有効性を証明するための大規模な無作為対照試験が施行されておらず、COPD を代表とする慢性呼吸器疾患、慢性心不全、神経筋障害、心臓手術などの術前、人工呼吸器からウィーニング時とともに持久力競技者を対象にして検討されてきた。小規模な試験における IMT の有効性の評価は、各試験の対象背景や IMT の方法（器具、頻度、期間）に注意する必要がある。また、呼吸筋には後述するように、横隔膜、肋間筋、呼吸補助筋、腹筋などがあり、患者の状態や呼吸筋トレーニング方法などにより、各呼吸筋に対する効果も異なることを考慮しなければならない。

2 呼吸筋の特徴

呼吸筋は吸気筋と呼気筋に分類され、吸気筋としては横隔膜以外に、外肋間筋、胸鎖乳突筋などの呼吸補助筋などがあり、呼気筋としては腹横筋などの腹筋や内肋間筋などがある。各呼吸筋の生理学的特性は、主に筋線維構成比率により決定される。

骨格筋筋線維は、myosin adenosine triphosphatase（myosin ATPase）染色によりタイプⅠ、タイプⅡA, B, C に分類されるが、新生児を除けばタイプⅠ、タイプⅡA, B の 3 つの筋線維で構成されている。タイプⅠ線維は有酸素性代謝により ATP が産生されるため筋疲労物質である乳酸が産生されず、収縮時間は遅くて収縮力は小さいが、疲労抵抗性で持久運動時に主として活動する。タイプⅡB線維は無酸素性代謝によりATPを産生するため乳酸が産生され、収縮時間は速くて収縮力は大きいが、易疲労抵抗性で瞬発的運動時に主として活動する。タイプⅡA線維は、タイプⅠとタイプⅡB線維の中間的性質を有している。

横隔膜は、安静換気における1回換気量の2/3〜3/4に貢献し、吸気時に収縮して呼気時に弛緩する。横隔膜を構成する筋線維比率は、タイプⅠ線維45〜60%、ⅡA線維20〜25%、ⅡB線維25〜35%であり、疲労抵抗性で持久運動に適しているタイプⅠ、ⅡA線維が約80%を占めている。新生児では他のタイプの筋線維に分化するタイプⅡC線維が存在するため、満期出生時のタイプⅠ線維比率は約25%に過ぎず、2歳になるとほぼ成人と同様になる。未熟児や新生児において呼吸筋疲労が起き易い要因の1つとして、疲労抵抗性のタイプⅠ線維が少ないことが上げられる。一方、成人期以降はタイプⅠ線維比率は45〜60%で変化しない。内・外肋間筋はタイプⅠ線維比率が横隔膜より約10%高く、一方、呼気筋である腹直筋ではタイプⅡ線維が40〜70%を占める。呼吸筋力評価の1つとして最大吸気口腔内圧（PImax）と最大呼気口腔内圧（PEmax）が用いられるが、Blackの式(2) が示すように加齢に伴って低下する。

男性；PImax = 143 − 0.55 × Age、PEmax = 268 − 1.03 × Age

女性；PImax = 104 − 0.51 × Age、PEmax = 170 − 0.53 × Age

安静時の全呼吸筋への血流量は全血流量の約1.5%に過ぎないが、そのうち約20〜30%が横隔膜を灌流する。横隔膜には、収縮しても血流が阻害されないような微細血管構築が存在するため、吸気抵抗負荷や運動時など横隔膜の収縮活動が亢進しても血流量が著しく増加し、横隔膜の仕事量に必要な血流量を供給する特性を有している。また、横隔膜は、肋間筋や四肢骨格筋より筋紡錘が少ないため、脊髄反射を介した筋肉の収縮を抑制するγ神経細胞支配の影響を受けにくく、持続的に活動することが可能である。

3 呼吸筋機能障害

筋肉は使用しないと筋肉量と筋力が低下するが、有酸素性代謝能が高い筋線維を多く含む筋肉ほど、筋肉量と筋力の低下が著しい。人工呼吸管理で換気をした動物モデルの横隔膜は、開始後12時間で横隔膜筋線維の萎縮が開始され、使用時間の延長にともなって増悪し、48時間で横隔膜筋肉量が低下する。横隔膜筋障害の程度と最大横隔膜収縮力は、逆相関すると報告(3) されている。

COPDは、①吸気抵抗増加、②肺弾性収縮力低下（FRCの増加と細気道の呼気早期の閉塞）、③安静時換気量増加（ガス交換障害の代償）、④時定数と呼吸数増加による動肺コンプライアンスの低下、⑤動的肺過膨張と内因性PEEPによる呼気気流制限などにより、呼吸筋に対する負荷が増加する。呼吸筋負荷の増加と呼吸筋障害により肺が過膨張すると、①長さ–張力関係の増悪（横隔膜と肋間筋長の低下）② zone of apposition（下部胸壁と接する横隔膜肋骨部）減少、③横隔膜曲率の低下、④横隔膜の肋骨部と脚部の配置変化、⑤胸郭弾性収縮力増加などのメカニカル的な障害を生じて、横隔膜の筋力が低下する。動的肺過膨張は横隔膜収縮を制限するが、COPD患者は運動中止時には横隔膜疲労は呈さないことが多い。その理由として、①横隔膜のミトコンドリア含量増加、②疲労抵抗性筋線維（タイプⅠ、ⅡA）の増加、③横隔膜の毛細血管の増加、④横隔膜への血流の増加などの筋肉のリモデリング[4]が考えられている。

中等症～重症COPD患者の約半数は、PImaxとPEmaxが平行して低下する。呼気筋は、吸気筋が受けるメカニカルな障害が存在しないため、①電解質バランス異常、②血液ガス異常、③心臓代償不全、④筋量低下と消耗、⑤ステロイド筋症などによる全身性筋障害が、呼気筋力の低下の原因と考えられている[4]。また、栄養障害も、呼吸筋機能障害の原因として重要である。COPDなど慢性呼吸器疾患は栄養障害を合併する患者が多く、除脂肪体重の減少は筋肉量の低下を伴う。同様な気流制限があるCOPD患者においても、栄養不良な患者は栄養状態が正常な患者と比較して吸気筋力が約30％低下し、栄養状態の改善により吸気筋力低下が改善すると報告[5]されている。栄養失調の動物モデルでは横隔膜量が減少し、長期栄養障害では横隔膜のタイプⅡBが減少しタイプⅠ，ⅡAが相対的に増加すると報告[6]されている。

4　呼吸筋トレーニングと効果

呼吸筋トレーニングは、静的呼吸筋（筋力）トレーニングと持久的呼吸筋トレーニングに分類され、トレーニングの種類によって呼吸筋に対する効果が異なる。静的呼吸筋（筋力）トレーニングは、吸気に抵抗をかけて吸気筋力を増強する方法で、肺活量（vital capacity；FVC）は増加するが、最大努力換気量（maximal voluntary ventilation；MVV）は増加しない。一方、持久的呼吸筋トレーニングは、人工呼吸器のウィーニングでのon-off法や腹部重錘負荷法で、VCは増加しないが、MVVは増加する。COPDの横隔膜は、前述した筋肉のリモデリングにより筋力と持久力が高い可能性も否定できず、呼吸筋トレーニングが、横隔膜よりは胸鎖乳突筋など呼吸補助筋の機能を改善している可能性もある。しかし、軽症～中等症のCOPD患者からの生検標本では、単位筋横断面積当たりの筋力は低下し[7]、一般にCOPD患者は吸気筋力が低下していると考えられている。

2007年に報告されたACCP/AACVPRの呼吸リハビリテーションガイドライン[1]において、① COPD治療群と対照群を含む無作為試験、②吸気閾値または抵抗負荷の吸気筋トレーニング器具の使用、③適切な生理学的効果（吸気筋筋力、最大吸気口腔内圧、吸気筋持久力など）・運動耐容能・臨床所見（呼吸困難度または健康状態）の測定の3つの基準を満たす6つのIMTの試験が紹介されている。この6つの研究において、完全に試験を完遂した症例数は169名で、各試験に17〜32名のCOPD患者が含まれており、試験期間は2ヵ月〜1年間であった。IMTの方法は、5つの試験は吸気気流量に依存しない吸気閾値吸気筋トレーニング器具を使用し、もう1つの試験は視覚的なフィードバックが可能なincentive flowmeterが使用されていた。IMTを施行するCOPD患者の選択方法については、6つの試験ともCOPDの診断と試験に参加への意志により選択されており、特別なphenotypeのCOPDは選択されていない。6つの試験おいて、IMT施行群で吸気筋機能の改善、運動耐容能の増加・呼吸困難の軽減を認めた。この6試験結果からは、『適切な治療を受けても呼吸困難が低下せず、吸気筋力が低下した患者を選択して、IMTを施行すべきである。』と結論づけられている。しかしながら、各試験に参加した症例数は少なく、COPD患者に対するIMTの効果を評価するには、大規模な多施設での無作為対照試験が必要であり、適切な患者選択、訓練方法と効果測定は、効果を判断する上で重要であると記載されている。

Ramirez-Sarmientoら(9)は、COPD14名（%FEV1 24±7%）を対象にして、吸気閾値吸気筋トレーニング器具によるIMT（30分/日、5回/週、5週間、負荷量は%PImax40〜50%）群とプラセボ群の2群に分けて、吸気筋である外肋間筋および対照として外側広筋を試験前後で生検し、COPD患者に対するIMTの吸気筋に対する組織学的効果について検討した。両群とも試験前後で一般肺機能検査（FEV1、TLC、RV）と動脈血液ガスと運動耐容能（6分歩行テストで歩いた距離：6MWTD）に有意な変化を認めなかったが、IMT施行群では吸気筋力と持久力が有意に増加した。組織学的には検討では、外肋間筋のタイプⅠ型線筋維比率（約38%、$P<0.05$）とタイプⅡ筋線維（約21%、$P<0.05$）が有意に増加した。一方、外側広筋は組織学的に有意な変化はなかった。

5 IMTのメタ解析

Lötters ら(10)は、COPDに対するIMTの効果を検討した試験をメタ解析し、IMTの患者背景の影響を検討した。選択基準は、①診断基準を満たしCOPD患者、②無作為対照試験、③% PImax≧30%、④肺機能検査の施行、⑤解析に必要な項目の測定で、1966〜2000年までの15試験をメタ解析した。IMTは、有意に吸気筋力と持久力を増加させ、安静時と運動時の呼吸困難を軽減した。また、IMT単独または運動療法との併用により、運動耐容能を有意ではないが向上した。また、IMTを併用した運動療法のサブグループ解析では、吸気筋力が低下（PImax≦60cmH$_2$O）した患者の選択が重要であると結論している。

Geddes ら(11)は、成人COPD患者を対象にしたIMTの効果についてメタ解析した。試験の選択基準は、①無作為対照試験または無作為クロスオーバー試験、②18歳以上の安定したCOPD患者、③IMTと他の治療群との比較で、1966〜2003年8月までの13試験をメタ解析した。IMTにより、吸気筋の筋力と持久力、運動耐容能、運動時の呼吸困難などの有意な改善を認めた。

COPD以外にも気管支喘息[12]、気管支拡張症[13]患者に対するIMT効果のメタ解析の報告がなされている。気管支喘息（3試験、対象76名）に関しては、IMTによりPImaxが増加したが、著者は対象が少ないために臨床的有益性を示唆する証拠は不十分であると結論している。また、気管支拡張症（2試験、対象43名）に関しては、IMTにより運動耐容能、PImaxとQOLが改善するとのエビデンスが証明されたと結論している。

6 まとめ

IMTは、吸気筋の筋力と持久力を向上させ、吸気筋力が低下した症例では、呼吸困難や運動耐容能低下に対して有効である。しかし、呼吸困難や運動耐容能に対するIMTの効果を証明するには、大規模な無作為対照試験が必要である。また、COPDなど慢性呼吸器疾患は栄養障害を合併する患者が多く、栄養障害により呼吸筋など骨格筋肉量が低下する。栄養障害がある患者に対して施行するIMTは、栄養療法を併用することが必要である。

【文　献】

1. American College of Chest Physicians, American Association of Cardiovascular and Pulmonary Rehabilitation. Pulmonary Rehabilitation : joint ACCP/AACVPR evidence-based guidelines : ACCP/AACVPR Pulmonary Rehabilitation Guidelines Panel. Chest 1997 ; 112 : 1363–96
2. Ries AL. Bauldoff GS. Carlin BW. et al. Pulmonary Rehabilitation Executive Summary : Joint American College of Chest Physicians/American Association of Cardiovascular and Pulmonary Rehabilitation Evidence-Based Clinical Practice Guideline. Chest 2007 ; 131 ; 4–42
3. Black LF. Hyatt RE.Maximal respiratory pressure : Normal values and relationship to age and sex. Am Rev Respir Dis 1969 ; 99 ; 696–702
4. Gayan G. Decramer M. Effect of mechanical ventilation on diaphragm function and biology. Eur Respir J 2002 ; 20 : 1579–86.
5. Laghi F. Tobin MJ. Disorders of the Respiratory Muscles. Am J Respir Crit Care Med 2003 ; 168 : 10–48
6. Schols AM. Soeters PB. Mostert R. et al. Physiologic effects of nutritional support and anabolic steroids in patients with chronic obstructive pulmonary disease : a placebo-controlled randomized trial. Am J Respir Crit Care Med 1995 ; 152 : 1268–74
7. Ameredes BT. Watchko JF. Daood MJ. et al. Growth hormone restores aged diaphragma myosin composition and performance after chronic undernutrition. J Appl Physiol 1999 ; 87 : 1253–9

8. Ottenheim CA. Heunks LM. Sieck GC. et al. Diaphragm dysfunction in Chronic obstructive pulmonary disease. Am J Respir Crit Care Med 2005 ; 172 : 200–5
9. Ramirez-Sarmiento A. Orozco-Levi M. Güell R. et al. Inspiratory MuscleTraining in Patints with Chronic Obstructive Pulmonary Disease. Structual Adaptation and Physiologic Outcomes Am J Respir Crit Care Med 2002 ; 166 ; 1491–7
10. Lötters F. Tol B. Kwakkel G. et al. Effects of controlled inspiratory muscle training in patients with COPD : a meta-analysis Eur Respir J 2002 ; 20 : 570–6
11. Geddes KL. Reid WD. Crowe J. et al. Inspiratory muscle training in adults with chronic obstructive pulmonary disease : A systemic review. Respir Med 2005 ; 99 : 1440–58
12. Ram FSF, Wellington SR, Barnes NC. Inspiratory muscle training for asthma : http//www.thecochranelibrary.com 2007, Issue 4
13. Bradley J, Moran F, Greenstone M. Physical training for bronchiectasis : http//www.thecochranelibrary.com 2007, Issue 4

（一和多俊男）

28 ウィーニングはTピース法かPS法か？

1 はじめに

ウィーニング（人工呼吸からの離脱）とは、人工呼吸および気管挿管から開放されるまでの過程のことである[1, 2]。気管挿管および非気管挿管にかかわらず、人工呼吸は種々の合併症を起こす。患者はできるだけ早く、人工呼吸および気管チューブから解放されるべきである。一方、早すぎるウィーニングは患者の呼吸・循環動態を再び悪化させる。遅すぎるウィーニングは人工呼吸器関連肺炎（ventilator-associated pneumonia：VAP）の危険性を増し、ICU滞在日数と入院期間を増す。ウィーニングに際しては、適切なタイミングと適切なウィーニング法の選択が重要である。

2 自発呼吸トライアル（spontaneous breathing trial：SBT）とは？

人工呼吸下の患者のウィーニングの成否を正確に予測できる指標はない[2]。そこで、全身状態からウィーニング可能と判断された患者を挿管のまま自発呼吸で観察し、耐えられる否かでウィーニングの可否を決める方法が用いられる。これをSBTと呼び、T–ピースを用いる場合とCPAP（continuous positive airway pressure）下で評価する場合がある[1]。

問題点：SBTによるウィーニングはPS（pressure support ventilation）法に比べてやや乱暴である。全身麻酔に耐えられるか否かが不明であり、全身麻酔をまず行ってみるという考えと似ている。従って、SBT開始に際してはウィーニング開始前の全身状態の正確な評価が不可欠である。

SBTではT–ピースの代りにデマンドバルブ方式による5cmH_2O以下のCPAPを用いてもよい。ただし、人工呼吸器によっては、吸気バルブの開閉感度が悪く、応答速度が遅いものがある。感度の悪いデマンドバルブによるCPAP下では吸気努力を要する。このようなデマンドバルブによるCPAP下でのSBTスクリーニングは予測に反して成功する確率を高める可能性がある。逆に、内因性PEEP（auto-PEEP：auto-positive end-expiratory pressure）を持つ閉塞性肺疾患では、ZEEP（zero end-expiratory pressure）下よりもCPAP下の方が吸気努力は小さい（PEEP設定法にstrategyはあるか？の項を参照のこと）。予測に反して失敗の確率を高める可能性がある。

3 SBT 法は PS 法よりも優れているか？

スペインの Esteban ら[3] は、全身状態からウィーニング可能と判断された 546 名（平均人工呼吸時間 7.5±6.1 日）の中で 2 時間の SBT スクリーニングでウィーニング不可と判断された 130 名を対象に、以下の 4 つのウィーニング法を比較検討した。SBT を 1 日 1 回試みる方法、SBT を 1 日 2 回以上試みる方法、間欠的強制換気法（IMV：intermittent mandatory ventilation）（平均約 10 回/分）で人工呼吸中の患者を 1 日少なくとも 2 回 IMV の回数を 2〜4 回/分へ減らす試みを行う方法、PS 法：PS（平均約 18cmH_2O 圧）で人工呼吸中の患者を 1 日少なくとも 2 回 PS の圧を 2〜4cmH_2O へ減らす試みを行う方法を比較検討した。

結果は、SBT1 回/日と SBT2 回以上/日はウィーニング期間に差を認めなかった。しかし、SBT は、PS に比べ約 2 倍、IMV に比べ約 3 倍早くウィーニングできた。14 日後もウィーニングができなかった例は、SBT1 回/日で 3%、SBT2 回以上/日で 3%、IMV で 17%，PS で 11%であった。SBT1 回/日に比べ IMV で有意にウィーニング不可例が多かった（$p=0.07$）。再挿管率は、SBT1 回/日で 23%、SBT2 回以上/日で 15%、IMV で 14%，PSV で 19%、で 4 群間に差を認めなった。

この研究は、私達が従来利用してきた PS や IMV よりも SBT がウィーニングを早めることを示す。

問題点：ウィーニングに際しては、呼吸筋を疲労させることなく、循環系に無理な負担をかけず、精神的な不安感を与えず、徐々に自発呼吸に移行でき、再挿管の可能性が少ない方法が好ましい。Esteban らの研究[3] の問題点は再挿管率が 14〜23%と著しく高いことである。各ウィーニング法で統計的な有意差はないが、SBT1 回/日で再挿管率が最も高く、約 4.3 回のウィーニングに 1 回は失敗している点は注目するべきである。もともと、研究の対象が 2 時間の SBT スクリーニングでウィーニング不可と判断されたややウィーニング困難な症例を対象とした研究である点を考慮しても、研究のゴールをウィーニングのスピードでなく安全なウィーニング法という観点で評価すれば異なる結論をえた可能性がある。すなわち、SBT によるウィーニングは心肺機能などの予備力が充分にある患者には適しているが、予備力が小さい患者では慎重な対応が必要であることを示唆する。

4 SBT スクリーニングに必要な観察時間は？

SBT スクリーニングには、通常、120 分の観察時間が試みられた。しかし、120 分の SBT スクリーニングはスタッフの負担が大きい。そこで、Esteban ら[4] は、SBT30 分と

120分でスクリーニング結果に差があるかをウィーニングが可能と判断された526名を対象に多施設無作為比較試験を行った。

結果は、30分および120分のSBTスクリーニングで、それぞれ、270名中237名（88%）と256名中216名（85%）がSBTに耐え抜管された。これらの内、48時間以内に再挿管を要したのは、それぞれ32名（14%）と29名（13%）であった。48時間以上に渡り再挿管を行わなかった頻度は両群で差を認めなかった（76%対73%、$p=0.43$）。両群のICU内および院内死亡率も差を認めなかった（13%対9%、19%対18%）。以上の結果は、SBTスクリーニングには30分の経過観察で十分であることを示唆する。

5 SBTスクリーニング後の気管チューブ抜管の判断は？

今のところ、気管チューブ抜管の成否を正確に予測できる指標はない。Estebanらの前述の研究[3, 5]によれば、気管チューブ抜管から72時間以内に再挿管を要した患者は74名（64±2歳）であった。再挿管に至った原因は、呼吸不全（28%）、うっ血性心不全（23%）、誤嚥または気道分泌物過多（16%）、上気道閉塞（15%）、中枢神経障害（9%）、その他（8%）であった。気道トラブルによる再挿管よりも非気道系のトラブルで再挿管が多かった（13%対53%、$p<0.01$）。研究結果は、SBTでウィーニング可能と判断されても、上気道閉塞の恐れがある患者、気道分泌が多い患者はもちろんであるが、高齢者呼吸不全、心不全やAPACHEⅡ12以上で人工呼吸を開始した患者では抜管後呼吸不全に陥る確率が高いことを示唆する。最近、上記研究を基にFerrerら[6]は高齢者呼吸不全、心不全やAPACHEⅡ12以上で人工呼吸を開始した患者では抜管直後に予防的な非侵襲的陽圧換気を行うと、抜管後呼吸不全の発生頻度を少なくできることを明らかにしている。

問題点：人工呼吸器による器械的補助からの離脱失敗（discontinuation failure）と気管チューブの抜管失敗（extubation failure）の原因は異なる。気管チューブ抜管に際して注意するべきことは、再挿管に関連して肺炎（18%）、不整脈（4%）、無気肺（4%）、心筋梗塞（3%）、脳血管障害（3%）などが発生することである[5]。実に、再挿管患者の28%に合併症が発生することを意味する。更に、抜管から再挿管までの時間と死亡率の関係をみると、0～12時間で33%、13～24時間で39%、25～48時間で50%、49～72時間で69%と、抜管から再挿管までの時間が長いほど患者の死亡率が高くなることである[5]。

現在、気管チューブ抜管に際しては、①上気道閉塞の恐れがない、②呼吸・循環動態は安定している、③咳反射と嚥下反射がある、④気管チューブカフの空気を抜き加圧で空気漏れがある、の4点を抜管前のチェック事項[2]とすることが多いが、抜管後呼吸不全の早期発見も大事であることを示す。

6　ウィーニング困難症に対するウィーニング法は？

人工呼吸期間が3週間（>21日）を上回る長期人工呼吸（prolonged mechanical ventilation、PMV）症例が社会的な問題となっている[7]。ウィーニング困難症とは、内科的および外科的な種々の努力にも関わらず3週間を超えてウィーニングができない症例のことである。人工呼吸器依存症（permanent ventilator dependence、PVD）とは、American College of Chest Physiciansなどの3学会の定義に基づき、高位脊髄損傷や筋萎縮性側索硬化症などで人工呼吸器依存が明らかなものと、内科的および外科的な種々の努力にも関わらず3ヵ月を超えてウィーニングができないものを示す[7]。

ウィーニング困難症では気管切開を行っていることが多い。気管切開は気管挿管に比べ患者の苦痛が少なく、喀痰吸引が容易で気道確保が確実である利点を持つ。長期人工呼吸下では、気管切開は患者の生活の質（quality of life）を改善し、会話や経口摂取を可能にする。気管切開はVAPの頻度を減らし、気道抵抗や死腔も少なくなることからウィーニングを早め、ICUから一般病棟への患者移送も早めることが期待される[1]。

気管切開がウィーニングを早めるか否か確実ではないが、気管切開の種々の利点とベッドサイドで施行可能な簡便な経皮気管切開法の普及を考慮すると、長期人工呼吸が予想される患者では全身状態が安定した状態で早めの気管切開が推奨される。ウィーニング困難症の患者は呼吸循環動態が不安定なものが多い。ウィーニングに際しては、SBTでなく、時間はかかってもより安全なPSやIMVによるウィーニングが推奨されている[1]。

【文　献】

1. MacIntyre NR, Cook DJ, Ely EW Jr, et al. Evidence-based guidelines for weaning and discontinuing ventilatory support: a collective task force facilitated by the American College of Chest Physicians ; the AmericanAssociation for Respiratory Care ; and the American College of Critical Care Medicine. Chest 2001 ; 120（Suppl）: 375S–95S
2. 岡元和文，関口幸男．新しいウィーニング法，安本和正編，呼吸管理の最新戦略，克誠堂，2006 ; 49–59.
3. Esteban A, Frutos F, Tobin MJ, et al. A comparison of four methods of weaning patients from mechanical ventilation. N Engl J Med 1995 ; 332 : 345–50.
4. Esteban A, Alia I, Tobin MJ, et al. Effect of spontaneous breathing trial duration on outcome of attempts to discontinue mechanical ventilation. Am J Respir Crit Care Med 1999 ; 159 : 512–8
5. Epstein SK, Ciubotaru RL. Independent effects of etiology of failure and time to reintubation on outcome for patients failing extubation. Am J Respir Crit Care Med 1998 ; 158 : 489–93.

6. Ferrer M, Valencia M, Nicolas JM, et al. Early noninvasive ventilation averts extubation failure in patients at risk : a randomized trial. Am J Respir Crit Care Med. 2006 ; 173 : 164-70
7. 岡元和文, 菊地 忠, 関口幸男. Post-ICU 呼吸ケアセンターが必要である. 日集中医誌 2007 ; 14 : 257-260.

（岡元和文、菊池　忠）

29 ウィーニングの可否を予測できる指標はあるのか？

1 はじめに

人工呼吸患者は常に人工呼吸器からの離脱（ウィーニング）が問題となる。人工呼吸の日数が増加すると、人工呼吸器関連肺炎は1日1％の頻度で増加し、また死亡率も増える[(1)]。一方ウィーニングを失敗して再挿管した患者の生命予後は著しく悪い[(2)]。このため、できるだけ正確なウィーニングの可否の判断が求められる。ウィーニングをいつ始めるのか、どのような方法で行うのか、いつ気管チューブを抜管するのか等、ウィーニングに関して多くの研究がなされた。ウィーニングの考え方や基準は施設により様々であり、ウィーニングはサイエンスでなくアートであるとさえ言われた[(3)]。その後ウィーニングの方法に関して無作為比較対象試験が行われ、日本呼吸療法医学会はARDSガイドラインを作成した[(4)]。しかし、ウィーニングに関して、ガイドラインにもあるように感度及び特異度が十分に高い単一の指標はない[(4, 5)]。本稿では、ウィーニングをどのように進めるのか、ウィーニングの指標に焦点を当てて述べる。

2 ウィーニングを始める前に

ウィーニングの可否を決定する最も基本的なことは、人工呼吸を始めた原因がコントロールできているかどうかがである。心不全のために人工呼吸を始めたのであれば、心不全のコントロールが必要条件である。重症肺炎で人工呼吸を始めた場合は肺の感染のコントロールが必要条件である。人工呼吸を行っている間は血液ガス分析値が保たれているために案外この事実を忘れることが多い。人工呼吸を始めた原因がコントロールされていなければ、ウィーニングは失敗に終わる。

3 ウィーニングにおける呼吸器系以外の前提条件

ウィーニングの前提条件として、意識は応答可能なレベルが求められる。応答が十分でない場合は、誤嚥の危険性が高い。また患者の協力による積極的な呼吸リハビリテーションが不可能な場合は痰の喀出不全に陥りやすい。このため、抜管1日から2日後に再挿管となることが多い。循環系に関しては心不全がコントロールされていることが必要である。ドパミンあるいはドブタミンで5μg/kg/min以下の投与量が望ましい。潜在性の心不全がある場合、人工呼吸から自発呼吸への移行により胸腔内圧は陽圧から陰圧となる。左心系の前負荷と後負荷の増加により心不全が憎悪してウィーニングの失敗が予測される。

4 ウィーニングのための呼吸器系の前提条件

ウィーニングのためには肺の感染がコントロールされていることが前提条件である。ウィーニング患者は呼吸筋力の低下のため痰の喀出が問題となる。感染のコントロールが不十分な場合は喀痰が多いため、喀出が不十分となりウィーニングの失敗が予測される。

5 ウィーニングの指標

5-1 ガス交換能

ガス交換能はPa_{O_2}とPa_{CO_2}が指標となる。$Pa_{O_2}>80$mmHg（F_{IO_2} 0.5）、$Pa_{CO_2}<50$mmHgが一般的な指標である。慢性呼吸不全の場合、pH>7.3であればPa_{CO_2} 60mmHg以上でもウィーニングが可能である。人工呼吸器装着前のPa_{CO_2}の値を目標にする。Pa_{O_2}に関しても、肺のメカニクスに問題がなければPa_{O_2}が80mmHg以下でもウィーニング可能である。酸素からのウィーニングと機械的人工呼吸からのウィーニングを分けて考える。血液ガス分析値はウィーニングの指標としての感度と特異度は低い。ウィーニングが呼吸筋のendurance持久力に関係するのに対して、血液ガス分析値は患者の呼吸努力を評価できないためである。

5-2 rapid shallow breathing index（f/V_T）浅く速い呼吸

f/V_Tは呼吸数（/min）を1回換気量（L）で除して求められる。YangとTobinは自発呼吸時の$f/V_T \leq 105$が有用な指標で、感度0.97、特異度0.64と報告した(6)。その後f/V_Tに関して多くの論文が出されたが、感度は0.35から1.00、特異度は0.14から0.89とばらつきが多く、有用性に異論も多い(7)。一般的に、$f/V_T \leq 100$は慢性呼吸不全患者のウィーニングにおいて感度も特異度も高いが、急性呼吸不全患者ではウィーニングの不可能な症例も多い(8)。2001年American College of Chest Physiciansはf/V_Tに関するmeta-analysisを行い、ウィーニング予測因子として推奨しないと報告した(9, 10)。これに対してTobinらは、f/V_Tの信頼性のばらつきは、異なった対象疾患と重症度、患者層の選択の方法、異なった測定時期等によるspectrum biasとtest-referral biasのためとした(7)。これらの bias によるウィーニング成功率のばらつきを考慮に入れると、f/VT は信頼できる指標であるとした。

5-3 メカニクス

ウィーニングにおけるメカニクスの問題は、呼吸筋が要求された呼吸仕事量を行うことができるかどうかである。呼吸仕事量を食道バルーンにより直接測定することは煩雑で一般的でない。呼吸筋力の評価には、strength 瞬発力と endurance 持久力がある。ウィーニングは理論的には呼吸筋の endurance で評価するが、測定が煩雑なため臨床的には呼吸筋の strength で代用する。指標として最大吸気陰圧＜－30cmH$_2$O、肺活量＞12〜15ml/kg がある。肺活量＞10ml/kg の場合のウィーニング成否の感度は 0.18 で特異度は 0.5、肺活量＞15ml/kg の場合でも感度が 0.15 で特異度は 0.63 である[11, 12]。いずれの指標もウィーニングの成否を正確に予測することは困難である。

呼吸筋の評価が必ずしも有用でない理由は、呼吸筋力を絶対値で評価するからである。呼吸筋疲労は、呼吸筋の最大発生圧に対して常に 40%以上の呼吸筋発生圧を必要とするときに起きる。このため、一呼吸ごとの呼吸筋発生圧と最大発生圧の割合で評価する。同様に、肺活量は絶対値とともに、肺活量が 1 回換気量の 2 倍以上存在するかどうかで評価すると有用である。肺活量の測定で患者の協力が得られないときは、咳を誘発してそのときの換気量で代用する。

分時換気量＜10L/min も一般的な指標であるが、その感度は 0.79 あるいは 0.31、特異度は 0.32 あるいは 0.61 と高くない[6, 13]。分時換気量が 10L/min を超えるときは正常の 2 倍以上の呼吸仕事量を必要とするため、ウィーニングは失敗する可能性が高い。

5-4 ウィーニングの指標をどのように使うのか

ウィーニングの指標の有用性は、基礎疾患、重症度、ウィーニングのどの時点での評価かによって異なる。American College of Chest Physicians は f/V_T の信頼性にばらつきが大きいことから f/V_T の測定は不要であるとした。しかし、ウィーニングの指標は感度と特異度が低くても、その使い方で有用となる。ウィーニングの指標は、ウィーニングを始めるスクリーニングテストとして使用するのか、抜管前の診断的テストとして使用するのかにより異なる。指標のカットオフ値を変えることによりスクリーニングテストから診断的テストにもなる。

f/V_T は測定が簡単で、人工呼吸中のモニタリングとして測定する。f/V_T＜100 であればウィーニング開始の時期と判断する。カットオフ値を 100 から 80 にすると、感度は 0.97 から 0.81 と低下するが、特異度は 0.68 から 0.89 と上がりウィーニングの成功の予測率が上がる[14]。

ウィーニングの前提条件をクリアー

人工呼吸を始めた原因のコントロール
応答可能な意識レベル
心不全のコントロール
肺感染症のコントロール

↓

スクリーニングテスト（人工呼吸下）をクリアー

分時換気量＜ 10L/min
f/V_T（呼吸数 /1 回換気量）＜ 100

↓

PSV あるいは T-ピースでウィーニング

↓

２時間の T-ピース・トライアル

クリアー―した場合は 80–85%の確立で抜管成功

診断的テスト（さらにウィーニング成功の確立をあげるためには）

f/V_T ＜ 80
肺活量＞ 12～15 ml/kg　あるいは肺活量＞ 1 回換気量× 2

図 1　ウィーニングの判断と進め方

5-5 ウィーニングの進め方（図 1）

ウィーニングの前提条件を満たしている場合、人工呼吸下で $f/V_T<100$ あるいは分時換気量＜10L/min のスクリーニングテストを行う。満足する場合は PSV あるいは T–ピースでウィーニングを進める。T–ピース・トライアルはウィーニングの手段として、また抜管可能かどうかを判断のために行う。2 時間の T–ピース・トライアルを満足できる場合、ウィーニング成功率は 80～85％である[8, 15, 16]。T–ピース・トライアルの欠点は上気道の問題によるウィーニングの失敗を予測できない。また、分泌物が多く喀出が困難な場合、T–ピース・トライアルが成功しても再挿管の可能性が高い。ウィーニングの失敗による再挿管は、基礎疾患と病態により異なるが 15～20％は許容される。再挿管率が低すぎる場合は、不必要に挿管を続けている可能性がある。再挿管率が高すぎる場合はウィーニングの判断が適切でない可能性がある。

6 最後に

ウィーニングの可否を正確に予測できる単一の指標はない。しかし、感度の高い f/V_T ＜100 あるいは分時換気量＜10L/min はウィーニングのスクリーニングテストとして用いる。T–ピース・トライアルはウィーニングの手段として、またpositive predictive value 80–85%の抜管の指標としても有用である。確実な成功を望む場合は、f/V_Tを80以下にして指標の特異度を増加させて判断する、あるいはメカニクスの評価として肺活量12–15ml/kg、あるいは肺活量>1回換気量×2を診断的テストして用いる。いずれの場合も、人工呼吸の原因のコントロール、応答可能な意識レベル、心不全のコントロール、肺感染症のコントロールは前提条件である。

【文　献】

1. Ely EW, Baker AM, Evans GW, et al. The prognostic significance of passing a daily screen of weaning parameters. Intensive Care Med 1999 ; 25 : 581–7.
2. Epstein SK, Ciubotaru RL, Wong JB, et al. Effect of failed extubation on the outcome of mechanical ventilation. Chest 1997 ; 112 : 186–92.
3. Milic-Emili J. Is weaning an art or a science? Am Rev Respir Dis. 1986 ; 134 : 1107–8.
4. 日本呼吸療法医学会・多施設共同研究委員会. ARDSに対するClinical Practice Guideline 第2版. 人工呼吸 2004 ; 21 : 44–61.
5. Conti G, Montini L, Pennisi MA, et al. A prospective, blinded evaluation of indexes proposed to predict weaning from mechanical ventilation. Intensive Care Med 2004 ; 30 : 830–6.
6. Yang KL, Tobin MJ. A prospective study of indexes predicting the outcome of trials of weaning from mechanical ventilation. N Engl J Med 1991 ; 324 : 1445–50.
7. Tobin MJ, Jubran A. Variable performance of weaning-predictor tests : role of Bayes' theorem and spectrum and test-referral bias. Intensive Care Med 2006 ; 32 : 2002–12.
8. Vallverdu I, Calaf N, Subirana M ,et al. Clinical characteristics, respiratory functional parameters, and outcome of a two-hour T-piece trial in patients weaning from mechanical ventilation. Am J Respir Crit Care Med 1998 ; 158 : 1855–62.
9. Measde M, Guyatt G, Cook D, et al. Predictive success in weaning from mechanical ventilation. Chest 2001 ; 120 : 400S–24S.
10. MacIntyre NR, Cook DJ, Ely EW Jr, et al. Evidence-based guidelines for weaning and discontinuing ventilatory support : a collective task force facilitated by the American Association for Respiratory Care ; and the American College of Critical Care Medicine. Chest 2001 ; 120 : 375S–95S.
11. Tahvanainen J, Salmenpera M, Nikki P : Extubation criteria after weaning from intermittent mandatory ventilation and continuous positive airway pressure. Crit Care Med. 1983 ; 11 : 702–7.
12. Milbern SM, Weinstein ME, Smith DE, et al : Physiological CPAP : Fact or fiction. Crit Care Med. 1978 ; 6 : 97.
13. Chatila W, Jacob B, Guaglinone D, et al. The unassisted respiratory rate-tidal volume ratio accurately predicts weaning outcome. Am J Med 1996 ; 101 : 61–7.
14. Jaeshke RZ, Meade MO, Guyatt GH, et al : How to use diagnostic test articles in the intensive care unit : Diagnosing weanability using f/Vt. Crit Care Med. 1997 ; 25 : 1514–21.

15. Esteban A, Alfa I, Gordo F, et al. Extubation outcome after spontaneous breathing trials with T-tube or pressure support ventilation. Am J Respir Crit Care Med 1997 ; 156 : 459–65.
16. Esteban A, Alfa I, Tobin MJ, et al. Effect of spontaneous breathing trials duration on outcome of attempts to discontinue mechanical ventilation. Am J Respir Crit Care Med 1999 ; 159 : 512–8.

（時岡宏明）

30 急性呼吸不全に呼吸リハビリは必要か？

1 はじめに

呼吸リハビリテーションとは、胸郭を中心とした呼吸理学療法だけではなく、全身の廃用症候群の予防、早期離床、健康関連 QOL の改善や日常生活動作（ADL）の獲得までを総合した包括的なケアを意味する[1~3]。

急性呼吸不全における呼吸リハビリテーションとしては、呼吸運動補助として肺容量の増大、換気の改善を図る呼吸体位療法（ポジショニング）、リラクゼーション、呼吸練習、用手的呼吸介助、呼吸筋訓練、用手的肺過膨張などがあり、排痰促進として咳嗽（ハフィング）、体位ドレナージ、スクウィージングなどがある。

本稿では、急性呼吸不全に対する呼吸リハビリテーションについて概説する。

2 急性呼吸不全と呼吸リハビリテーション

急性呼吸不全に対する呼吸リハビリテーションをどう考えるべきであろうか。近年、人工呼吸器装着患者に絶対安静を強いる必要はなく、循環動態や全身状態が安定すれば人工呼吸器装着患者であっても、運動療法を積極的に取り入れて早期離床に努めるとの考え方もある[4]。しかし、ARDS/ALI などで高度の低酸素血症を認める症例では、その適応を慎重に検討し、少なくともある程度病態が改善した時点で考慮すべきであると考える。

一方慢性呼吸不全急性増悪の場合、しばしば人工呼吸から離脱困難な症例が認められる。これらの症例に対しては、比較的早期から呼吸リハビリテーションを導入することで、人工呼吸からの離脱がスムーズにおこなえる可能性がある。しかし慢性呼吸不全急性増悪症例であっても、感染症や心不全などの増悪因子がある場合はそのコントロール状況を見極めた上で、適応を判断する必要がある。

さらに最近、気管挿管などの侵襲的な気道確保をおこなわずに人工呼吸をおこなう非侵襲的陽圧換気療法（noninvasive positive-pressure ventilation：NPPV）が普及しつつある。心原性肺水腫などによる低酸素血症の改善を主な目的とする場合は、呼吸リハビリテーションにより酸素消費量が増大する可能性があるため、ある程度病態が改善するまで適応は控えるべきであると考える。

一方、COPD 急性増悪や気管支喘息重積発作などに対する NPPV 療法の場合、開始直後の超急性期であっても人工呼吸器との同調不良などがある際は、呼吸介助などを実施することで病態の改善が見られることがあり、積極的に試みてもよいと考える。

したがって急性呼吸不全に対する呼吸リハビリテーションの適応は、患者の病態・人工呼吸の目的（酸素化障害の改善、高二酸化炭素血症の改善など）を考慮し、さらに人工呼吸の方法として、気管挿管下の人工呼吸かNPPVのいずれを選択するのかで変わってくるものと思われる。そしてさらに、個々の症例ごとにその適応を慎重に考える必要がある。適応の検討にあたっては、医師・理学療法士だけではなく多職種による関わりと連携が必須となる。導入の目的・情報を共有し、すべての職種が同じゴールを目指すことが重要である。

3 適応と禁忌

急性呼吸不全に対する呼吸リハビリテーションは気道の開存、肺胞低換気の改善、酸素化障害の改善が基本的な目的となる。また人工呼吸器からの早期離脱・早期離床を促進することで、長期臥床による二次的合併症の予防、機能・能力障害の予防・改善を図る。

表1に呼吸リハビリテーションの目的を示す。この目的に合致すればすべての急性呼吸不全患者に対して適応となりうるが、患者の病態や人工呼吸の方法を考慮した上で、個々の症例ごとにその適応を慎重に考える必要がある。

呼吸理学療法の手技は、胸郭上や気道を介して何らかの外圧（圧迫、振動、陽圧など）を加えたり、体位変換による重力作用などを利用するものである。したがって、このような手技を全身状態が不安定である急性呼吸不全患者に適用するにあたっては、適切な手技、呼吸状態に及ぼす影響などの特徴を理解するとともに、その危険性（リスク）を認識する必要がある。**表2**に呼吸リハビリテーションの禁忌を示す。

4 評価（アセスメント）

呼吸リハビリテーションの実施に際して重要なことは、その効果を適切に判断し常に客観的・慎重に評価をしながら実施することである。呼吸リハビリテーションは決して万能ではなく、改善効果が期待できない病態も存在する。またその効果が対象や状況によって一定しない場合もある。評価をおこないながら、必要性がないと判断される場合は実施を中断・中止し、経過観察をすることも必要となる。したがって呼吸リハビリテーションの限界を正しく認識することも重要である。

安全かつ効果的な呼吸リハビリテーションを実施するには、患者の評価が必須である。すなわち、全身状態の把握、呼吸リハビリテーションの目的と適応、実施に伴うリスクの

表１　呼吸リハビリテーションの目的

1. 気道内分泌物の除去
2. 末梢気道の開存と均等な肺胞換気の維持・改善
3. 換気とガス交換の改善
4. 酸素化の改善
5. 効率のよい自発呼吸の促進
6. 人工呼吸器からの早期離脱、早期離床を促進

表２　呼吸リハビリテーションの禁忌

絶対的禁忌
1. コントロール不良なショック、急性心筋梗塞、重症不整脈
2. 肺血栓塞栓症
3. 肺胞出血、喀血
4. 胸腔ドレナージされていない気胸
相対的禁忌
1. 不安定な循環動態
2. 膿胸（有瘻性）
3. 肺挫傷、フレイルチェスト、多発肋骨骨折
4. 頚髄損傷後の損傷部非固定状態
5. 脳外科術後、頭部外傷後の頭蓋内圧亢進状態

把握、介入効果の判定などを適切に評価する必要がある。実施前に患者の重症度や臨床症状を把握し、リスクを認識するとともに、安全かつ効率的な評価と治療が実施できるような準備が必要である。特に人工呼吸装着患者では、慎重に判断する必要がある。その際、多職種による関わりと連携が必須となる。

5　リラクゼーション

急性呼吸不全に対するリラクゼーションの方法としては、呼吸補助筋のマッサージ・ストレッチ、Hold-relax 法などがある。

5-1　呼吸補助筋のリラクゼーション

人工呼吸器装着患者は、比較的長時間の安静臥床状態が強いられる結果、肩甲帯や腰背部を中心に筋緊張亢進や疼痛など訴えることがある。また急性呼吸不全の呼吸パターンの特徴の一つに、早くて浅い呼吸がある（rapid shallow breathing）。特に上胸部式呼吸が優位となり、頚・肩の吸気呼吸補助筋の筋緊張亢進、疲労、疼痛を認める場合がある。そのような症例に対して、僧帽筋、後頚筋、菱形筋、斜角筋、胸鎖乳突筋、脊柱起立筋、大胸筋、腰方形筋などのマッサージやストレッチをおこなうことにより、リラクゼーションさせる。

5-2 Hold-relax法

呼吸補助筋に抵抗をかけて最大等尺収縮させた後、力をぬかせることでリラックスさせる。筋の最大収縮後には最大弛緩するというう収縮特性を利用する。

6 体位と呼吸練習

先述のように、人工呼吸器装着患者には長時間の安静臥床のため、筋緊張亢進や疼痛を認めることがある。その予防のためにはリラックスしやすい体位の工夫が必要である。

6-1 楽な体位

セミファーラー位、座位、側臥位（頭部を挙上した）などの楽な体位をとる。

起座呼吸で呼吸困難感が減少するのは、以下の理由からである。

①座位では吸気呼吸補助筋の活動が増加する。
②座位では静脈還流が減少し、肺うっ血が減少する。
③前傾座位では、腹圧の上昇により横隔膜機能が改善する。
④座位では肺の弾性圧が上昇するため、肺静脈圧や毛細血管圧が減少し、呼吸仕事量が減少する。
⑤座位では胸郭の運動が増加する。

6-2 呼吸練習

先述の早くて浅い呼吸（rapid shallow breathing）を改善させ、効率のよい呼吸パターンを習得させるためには、呼吸練習が必要である。

リラックスしやすい体位をとり、静かな吸気と自然にまかせる呼気によって、ゆったりとした呼吸パターンを指導する。

換気様式としては、CPAP・PSVなどの自発呼吸モードが望ましいが、SIMVでも可能である。ただし強制換気回数が多いと実施が困難となるため、10回/分以下の設定が望ましい。

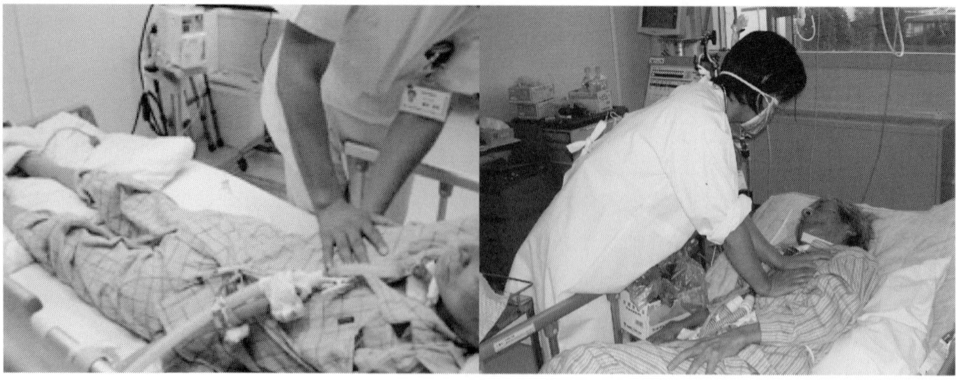

図 1　用手的呼吸介助

7　用手的呼吸介助

用手的呼吸介助はしばしばスクウィージングと混同されているが、実際は異なる。スクウィージングは呼気流速を高めて痰を移動させる手段で、用手呼吸介助は深呼吸を導いて換気量を増加させる手技である。つまりスクウィージングは排痰、気道開通により酸素化の改善を、用手的呼吸介助は換気量の増加により酸素化の改善を図る。胸郭を圧迫することにより呼吸を介助する、つまり異常な胸郭の動きを胸郭を圧迫することで是正し、正常な呼吸を誘導して改善を図る呼吸理学療法と理解できる。したがって、用手的呼吸介助は呼吸困難のため、浅く速い呼吸（rapid shallow breathing）パターンを呈している患者、手術創や疼痛のため胸部と腹部の協調運動が障害されている患者などに有用である。胸郭の圧迫が危険を伴う、たとえば胸部術創、肋骨・胸骨・胸椎骨折、骨粗鬆症、循環動態の不安定な患者では禁忌となる。

7-1　手技（図 1）

①患者の胸郭に両手を当て、胸郭の動き（呼吸パターン）を確認する。

②呼気相に合わせて、胸郭に運動方向に一致して手で圧迫を加える。

③吸気相に合わせて、手を胸郭に置いたまま胸郭に加えていた圧迫を解放し、胸郭拡張を誘導する。

④胸郭圧迫の解放により大きな深吸気を誘導し、次の呼気相に合わせて再び胸郭を圧迫して大きな呼気を誘導する。初めから全呼吸を介助するのではなく、2 呼吸に 1 回ないし 3 呼吸に 1 回の割合で介助する方が患者の協力が得られやすい場合がある。

8 呼吸筋の訓練と休息

長時間の人工呼吸器装着患者は、呼吸筋の廃用性筋力低下などの呼吸筋機能障害をきたし、人工呼吸器からの離脱不能の重要な因子となりうる。したがって、呼吸筋訓練によって呼吸筋を強化し呼吸機能を改善させることが重要であると考えられていた[(5)]。しかし、人工呼吸器からの離脱困難症例では呼吸筋疲労が強く関与し、呼吸筋力の回復には、トレーニングよりもまず十分な休息と栄養が必要であるとの考えもある。実際呼吸筋の休息のみでも、呼吸筋力は改善する。

したがって、呼吸筋訓練は呼吸筋の十分な休息にもかかわらず呼吸筋力の改善が不十分な場合や、全身運動療法が適用困難な症例（四肢の運動機能障害など）に限られる。その際も、呼吸筋訓練だけをおこなうだけではなく、呼吸訓練と人工呼吸器による呼吸筋の休息を併用したほうが有効である。

人工呼吸中の呼吸訓練としては、換気モードをCPAP・PSVなどの自発呼吸モードにしてPImaxの30%程度に相当するトリガーレベルを設定し、吸気抵抗を付加する方法や吸気回路にp-flexなどの吸気抵抗を取り付ける方法などがある。また、自発呼吸下での訓練としては、thresholdやp-flexなどの呼吸筋訓練器具を用いる方法がある。

1回あたりの実施時間は、10〜15分以内とし、3〜5回/週の頻度でトレーニングすることで呼吸筋力の改善が期待できる。過負荷になると逆に呼吸筋疲労をきたす原因となり、注意が必要である。また十分なモニタリングも必須である。

9 運動療法

人工呼吸器装着患者は安静臥床が長時間に及びやすいが、急性期を脱して、全身状態が安定すれば、絶対安静を強いる必要はなく、人工呼吸器装着中でも運動療法を積極的に取り入れて、早期離床に努める。特に、慢性呼吸不全の急性増悪時や人工呼吸からの離脱に難渋する場合には、運動療法が必要になる。

この際、十分なモニタリングが必要である。特に、呼吸循環動態のモニタリングは必須であり、Sp_{O_2}、心電図変化、血圧、自覚症状などをモニタリングする。

運動療法を実施することで酸素需要が増加し、換気量の増大に伴い肺胞換気量の増加、換気血流の不均等分布の改善が得られる。また、体動や換気の亢進により気道内分泌物の移動が促進され、気道クリアランスの改善効果が期待できるとともに、臥床による運動機能低下の予防が可能となる。

運動療法における他動・自動介助または自動抵抗的な四肢の運動は、関節可動域、軟部組織の柔軟性、筋機能の維持・改善などを目的におこなわれるが、他動的な関節運動であ

表３　人工呼吸中の運動療法

1. 背臥位での、四肢、頚部、体幹筋の強化
2. 紐を利用した起きあがり、座位訓練
3. 蛇管を延長し、車いすへの移乗訓練と座位での四肢筋の強化
4. 立位、足踏み、ベッド周りの歩行
5. 自己 bagging、人工呼吸器を装着しての歩行

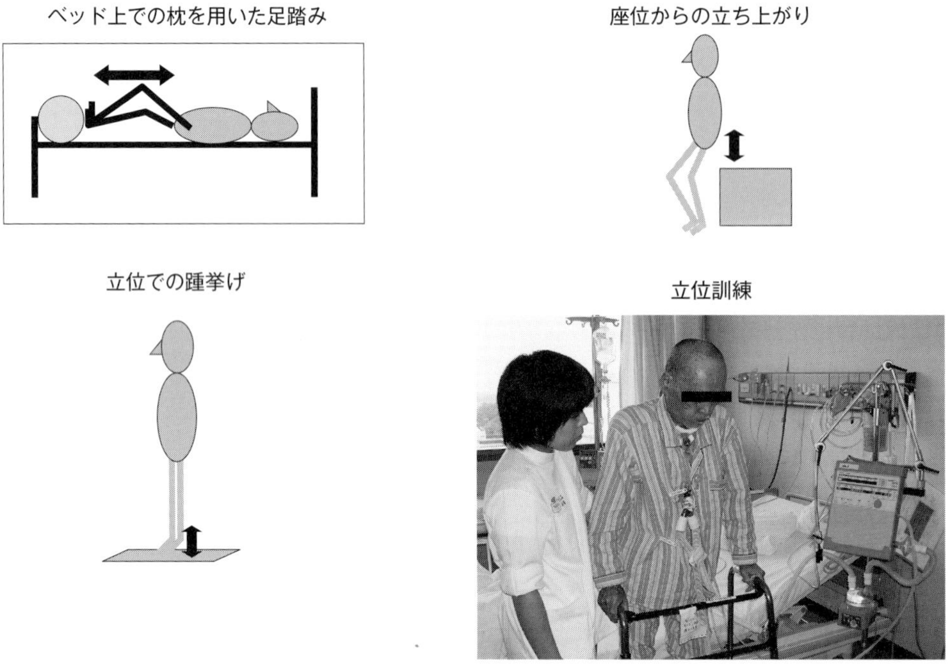

図２　人工呼吸中の運動療法

っても換気量増加、循環系・代謝系を刺激することが知られている。他動運動で改善が見られたら自動運動や座位を開始する。

運動療法は、呼吸筋を含めて頚部筋、体幹筋、上肢筋、下肢筋の強化を背臥位から開始し、座位、立位、足踏み、歩行へと段階的にすすめていく（**表３・図２**）。1回あたりの運動療法量は、患者の反応を評価しながら決定し、修正していく。1～2回/日、毎日継続して実施することが重要である。人工呼吸器装着中の運動療法には**表３**に示すようなものがある。

10 おわりに

急性呼吸不全に対する呼吸リハビリテーションについて概説した。

呼吸リハビリテーションは決して万能ではなく、安全かつ効果的な実施に際して重要なことは、客観的・慎重な評価をしながら実施することであり、その有用性と限界を正しく認識することが重要である。

【文　献】

1. Kida K, Jinno S, Nomura K, et al. Pulmonary rehabilitation program survey in North America, Europe, and Tokyo. J Cardiopulmonary Rehabil 1998 ; 18 : 301–8.
2. Kida K. The Japanese Perspective In ; Hodgkin JE, Celli BR, Connors GL, ed. Pulmonary Rehabilitation Guidelines to Success. 3rd Edition. Lipincott Williams & Wilkins, Philadelphia, 2000 ; 655–9.
3. Katsura H, Kida K. Pulmonary rehabilitation : Current problems and perspectives in Japan. 17th Annual Meeting of American Association of Cardiovascular and Pulmonary Rehabilitation Conference Syllabus 2002 ; 698–705.
4. Kozu R. A prospective study of exercise training versus ventilatory muscle training on weaning outcome in long-term mechanically ventilated patients. Proceedings of 13th international congress of the WCPT. 1999 ; 318
5. Ries AL. Carlin BW. Carrieri-Kohlman V. et al. Pulmonary rehabilitation : Joint ACCP/AACVPR evidence-based guidelines. In : American association of cardiovascular & pulmonary rehabilitation. Guidelines for pulmonary rehabilitation programs. 2nd ed. Champaign : Human kinetics. 1998 ; 127–173

（石原英樹）

和文索引

欧文索引